視覺光學實務與屈光原理

（上）

眼屈光學與眼鏡光學篇

Clinical Optics and Refraction

Vol. 1

Andrew Keirl

Caroline Christie

編譯 路建華　中央大學光電科學與工程學 博士
馬偕醫專視光學科 助理教授

ELSEVIER

ELSEVIER

Rm. N-818, 8F, Chia Hsin Building II, No. 96, Zhong Shan N. Road, Sec. 2, Taipei 10449 Taiwan

Clinical Optics and Refraction: A Guide for Optometrists, Contact Lens Opticians and Disensing Opticians
Copyright ©2007 by Elsevier Limited.
ISBN: 978-0-7506-8889-5

This translation of Clinical Optics and Refraction by Andrew Keirl and Caroline Christie was undertaken by Elsevier Taiwan LLC and is published by arrangement with Elsevier Limited.
本書譯自 Clinical Optics and Refraction，作者為 Andrew Keirl 以及 Caroline Christie，經 Elsevier Limited 授權由台灣愛思唯爾有限公司出版發行
視覺光學實務與屈光原理 (上)- 眼屈光學與眼鏡光學篇。原著：Andrew Keirl 以及 Caroline Christie，編譯：路建華
Copyright ©2017 Elsevier Taiwan LLC.
ISBN: 978-986-93670-7-3

Printed in Taiwan
Last digit is the print number: 9   8   7   6   5   4   3   2   1

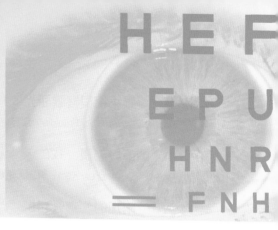

目錄

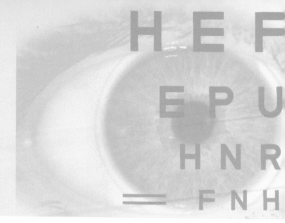

貢獻者

Bruce Evans, BSc, PhD, FCOptom, DipCLP, DipOrth, FAAO
Director of Research, Institute of Optometry, London, UK; Visiting Professor, City University, London, UK

Andrew Franklin, BSc, FBCO, DOrth, DCLP
Professional Programme Tutor, Boots Opticians Examiner, College of Optometrists, UK; Optometrist in private practice, Gloucestershire, UK

William Harvey, MCOptom
Visiting Clinician and Boots Opticians' Tutor Practitioner, Fight for Sight Optometry Clinic, City University, London, UK; Clinical Editor, Optician, Reed Business Information, Sutton, UK; Examiner, College of Optometrists, UK

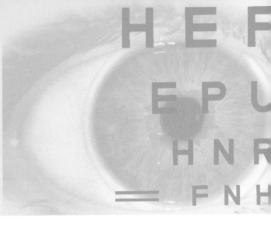

序言

視光學是臨床眼視學裡範圍最廣的學科之一，包含了眼解剖學、幾何與物理光學、生理光學、眼科透鏡理論、屈光、儀器及許多其它方面。在視光學這個課題當然有許多主要的教科書，學生與從業人員可加以利用，最普遍也最被重視的兩本，是 Alan Tunnacliffe 與 *Bennett and Rabbetts* 所 著 的《*Introduction to Visual Optics*》 與 Ronald Rabbetts 的《*Clinical Visual Optics*》。這些主要的著作已經歷了時間的考驗，所以本書與前述教科書有一些相似處也就不是巧合。然而，與嚴謹的理論教科書相反，本書應被想成是「how-to-do-it」的書。作者相信，要全盤了解任何以光學為基礎的學科，一個學生必須投入相當多的時間，以精通那些能闡述並加強光學理論基礎的各種計算。就是這個理由，本書裡的大部分章節都包含了實際的例題，讓學生可以解決並探索與討論主題有關的問題。任何可能的地方，實際的例題都運用基本的原理，因此避免了冗長的推導。有興趣的讀者當然可從其它的教科書找到那些推導。

本書可以分為上冊與下冊兩個部分。上冊討論眼睛基本的視光學，以及正視、屈光不正、以眼鏡矯正屈光不正等。臨床上的屈光檢查及相關儀器，與視力、老視一起也包含在這一部分。上冊特別適合大學視光本科生與訓練中的眼科專科醫師。下冊討論隱形眼鏡的光學，以及以隱形眼鏡矯正視力。就我們所知，下冊有一些主題，不曾在之前隱形眼鏡相關的教科書裡做深入的介紹。這些主題包括隱形眼鏡實務上的戴鏡驗光技術與雙眼視力的熟慮。去猜測為什麼這些主題在其它隱形眼鏡相關的教科書裡極少被注意，是一件有趣的事。只是，以作者的觀點，戴鏡驗光應該要包含在所有隱形眼鏡的驗配與事後回診裡，成為其中的一部分。此外，臨床實務上絕大部分的病人都有兩個眼睛，對雙眼視力及其評估的基本知識是必要的。下冊特別適合大學視光本科生與隱形眼鏡驗光師。

本書是為大學本科生與剛合格的驗光師、隱形眼鏡驗光師與配鏡師設計的。這本指南的內容源自英國一些視光教育機構與英國配鏡師協會所採用的視光學計畫教材。雖然對學生的評量已慢慢離開傳統的考試，朝向以能力為導向的設計，作者希望本書對所有類型——驗光的、隱形眼鏡、配鏡的——現在的與未來的學生都有用。作者誠摯希望書的內容反映了書名，並且這書做到了它在封面說的！

Andrew Keirl
Callington
Caroline Christie
London

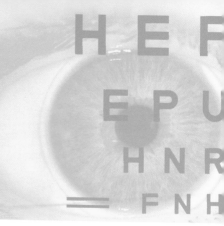

致謝

本書前幾章有許多材料，原先是為 Anglia 遠距學習公司的視光學遠距學習課程而寫的教材。作者感謝 Anglia 遠距學習公司，同意我們將這些早先的部分材料做修改增訂後放入本書中。

本書用的大部分計算，是基於英國配鏡師協會過去的測驗問題。作者感謝英國配鏡師協會的 Mark Chandler 先生提供過去的相關測驗卷。

也要感謝 Andrew Franklin、Bill Harvey 與 Bruce Evans 教授對本書的貢獻，以及 Ron Beerten 提供本書第二部分所用的幾張影像。

許多同事參與一些章節初始版本的閱讀與提供建議。這些同事包括 David Adams 博士、Ron Beerton、Esther Hobbs、Richard Payne 與 Eleanor Parke。作者感謝他們真誠坦白的意見。

最後，要感謝許多隱形眼鏡與眼科儀器製造公司，提供技術上的意見與資訊，支持了本書的一些論點。

獻詞

獻給 Alison、Ray 與 Sarah，為了這兩年的苦難、強力忍耐與遲來的晚餐！

眼睛的光學，
屈光不正及其
矯正

背後的光學原理

簡介

此章就本書所用到的光學原理及技能，做一般性的簡要回顧。對許多讀者來講，這一章沒有什麼新的東西，因為大部分的材料在別的幾何及視光學教科書中，已有較詳細的介紹。但是，如果這些基本知識，以及更重要的應用這些知識的能力有所不足的話，那學習了這一章就可以有所補強。

本章內容

- 折射率
- 折射
- 聚散度
- 符號的習慣
- 面曲率與面屈光力
- 面屈光力的計算
- 薄透鏡屈光力
- 薄透鏡形式
- 基本的近軸方程式
- 透鏡系統與厚透鏡
- 光線追跡
- 後退的光線追跡
- 等效薄透鏡
- 節點

折射率

　　大部分有關光學、眼科透鏡與視光學的理論，是基於折射與反射定律。基本上，光以直線前進，稱為**光線**，直到遇到分隔兩個透明介質的拋光面，比如眼鏡。當光入射到這樣一個面，小部分會反射，而大部分則經由這個面折射進入到新的介質。多少比例的光會被反射，取決於該介質的折射率，而且折射光的光速會發生改變。這光速的改變很重要，因為第一個介質與第二個介質的光速比，定義了**折射率**。在常見的情況下，它有幾種變異形式，因此需要了解清楚。譬如，**絕對折射率**，以 n 表示，定義為光在真空中的光速與光在介質中的光速比。

$$n = \frac{\text{光在真空中的光速}}{\text{光在介質中的光速}}$$

　　光在真空中的光速，國際上公認為 $299792.458\,\mathrm{km\,s^{-1}}$。由於折射率是個比值，因此它沒有單位。某個特定材料，譬如玻璃，其折射率為：

$$n_{\mathrm{g}} = \frac{\text{光在真空中的光速}}{\text{光在玻璃中的光速}}$$

　　玻璃的折射率以 n_{g} 表示，下標 g 代表玻璃。同樣的，因折射率是個比值，它沒有單位。

　　雖然空氣的絕對折射率為 1.00029，一般都接受空氣的折射率為 1.0。當光從一個光學介質

進入另一個光學介質，譬如從空氣進入玻璃，或從玻璃進入水，其折射效應為光在一個光學介質的光速，除以在另一個光學介質光速的結果。這個光速比定義了**相對折射率**（圖 1.1）。常見的折射率值示於表 1.1。

在驗光的實務上，折射率有什麼重要性呢？基本上，透鏡材料的折射率，對透鏡的外觀及厚度有主要的影響。一般來說，折射率愈大，透鏡愈薄。這是由於高折射率材質的透鏡與低折射率材質的透鏡相較，其曲面較平就可以達到所需的屈光力。曲面較平，表示中間鼓出或內陷的程度較小，鏡片就可以比較薄。

上面所提折射率的定義，事實上經過了簡化。嚴格來講，折射率是定義為某個特定頻率的光在空氣中的光速，與相同頻率的光在折射介質中光速的比。用到頻率這個字眼，意謂決定一個材料的折射率，與所用的光的**波長**有關。因此務必記得，一個光學材料的折射率，會隨著你所用的光的波長而不同，如圖 1.2 所示。

當講到透鏡材料的折射率時，眼科鏡片製造商通常使用兩個波長。英國與美國使用氦 d-線（波長 587.6 nm），歐洲大陸則使用水銀 e-線（波長 546.1 nm）。對冕玻璃而言，用 d-線，折射率為 1.523，用 e-線則折射率為 1.525（表 1.2）。材料當然都是一樣的，因此在驗光實務上必須知道某特定製造商是用哪個波長。嚴

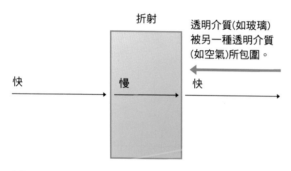

圖 1.1 一條光線入射到玻璃方塊的面（快），穿過玻璃方塊（慢），並從玻璃方塊射出（快）。光速的比決定了玻璃的折射率。本圖假設入射光從左到右行進。

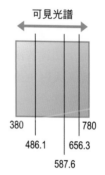

黃光（587.6 nm）$n_d = 1.500$
紅光（656.3 nm）$n_c = 1.496$
藍光（486.1 nm）$n_F = 1.505$

圖 1.2 一個材料的折射率隨入射光的波長而變。同一種材料可以有很多折射率，依所用的光的波長而定。

表 1.1 代表性的幾個折射率值

材料	折射率
標準溫壓下的空氣	1.00029
攝氏 25 度的水	1.3334
冕玻璃鏡片	1.523
光學玻璃	1.523 至 1.885
CR39	1.498
光學塑膠	1.498 至 1.74
聚碳酸酯	1.586
鑽石	2.4173

表 1.2 幾種不同玻璃的折射率

材料	n_d	n_e
15 white	1.523	1.525
16 white	1.600	1.604
17 white	1.700	1.705
18 white	1.802	1.807
19 white	1.885	1.892

一個材料的折射率隨入射光的波長而不同。

格來講，表 1.1 裡的每個值都要注明波長，如 $n_d = 1.523$。折射率的分類列在表 1.3。

折射

當光斜著入射進分隔兩個不同折射率介質的平面，從第一個介質進入到第二個介質時，光的方向會改變。這個方向的改變是由於光進入新的介質時，速度改變了。這現象稱為**折射**，而該分隔平面則稱為**折射面**。圖 1.3 裡，角 i 稱作入射角，角 i' 為折射角。折射面的入射角，是入射光線與入射點所處平面之法線（或垂直線）間的夾角。折射角 i' 為進入第二個介質的光線與該處法線的夾角。斯涅耳定律 (Snell's law) 描述的是入射角及折射角與兩個介質折射率之間的關係。敘述如下：

> 入射光線與折射光線及入射處的法線，位在同一個平面上法線的兩邊，並且對任何一個波長的光，入射角的正弦與折射角正弦的比是一個常數。

表 1.3　折射率的分類

一般折射率	1.48 但 < 1.54
中度折射率	1.54 但 < 1.64
高度折射率	1.64 但 < 1.74
極高折射率	1.74 以上

From BS 7394 Part 2：Specification for prescription spectacles.

換句話說：

$$n\sin i = n'\sin i'$$

斯涅耳定律是幾何光學最重要的定律之一。雖然圖 1.3 顯示的是在平面上的折射，但斯涅耳定律對曲面也同樣適用。因為曲面的光入射處，可以看成是一處微小的平面。利用斯涅耳定律及一些幾何學，就可了解透鏡與稜鏡的作用。

聚散度 (Vergence)

聚散度這個詞，代表的符號是 L（或更正確的說，簡化的聚散度），用來描述入射到一折射面的光波前 (wavefront) 曲率。當光穿透眼鏡鏡片進入眼睛時，眼鏡鏡片就是用來改變光的聚散度。當討論聚散度這個觀念時，會用到三個常見的詞：平行光、發散，與會聚（圖 1.4 至圖

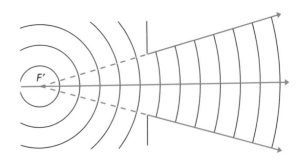

圖 1.4　發散的光（光從 F' 發出）。(After Freeman and Hull 2003, with permission of Elsevier Ltd.)

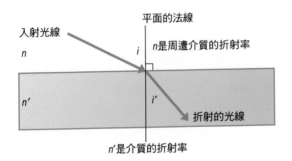

圖 1.3　一個平面的折射。

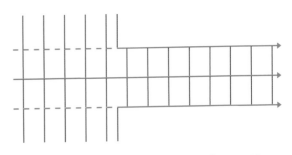

圖 1.5　平行光。(After Freeman and Hull 2003, with permission of Elsevier Ltd.)

1.6)。圖 1.4 顯示發散開來的一束光。從點光源發出的一束光，行的愈遠，就擴散的愈大。這束光是發散的。圖 1.6 顯示會聚光，沿著光的方向，光束愈聚愈小，直到點 F'。過了 F' 光束又開始發散。平行光如圖 1.5。

符號的習慣

要計算物與像的位置，必須要採用標準的方法來測量距離與角度。在透鏡或反射鏡前方的物與像，與透鏡或反射鏡後方的物與像，必須有所區別。這可以藉著正、負號來達成。在眼科光學，所有的量測都遵循笛卡爾符號習慣，其要點如下：

* 距離是從參考點或面 (透鏡、折射面、反射鏡等) 量至所在位置。
* 光從左向右傳播。
* 所有測量從透鏡、反射鏡，或是面開始。向透鏡、反射鏡，或是面左邊量為負，向右量為正。
* 所有測量從軸量起。軸下方的物為負，軸上方的物為正。
* 角度的量測是從光線量到軸。順時針的角度為負，反時針的角度為正。

光學的符號習慣顯示於圖 1.7，一個球形折射面接受來自物體 O 的光。物距 l 從面量到 O，為負值，因為 O 在面的左邊。而曲率半徑 r 為正，因 C 在面的右方。

面曲率與面屈光力

平面或是光學平坦面指的是一個面，其面上所有點的法線互相平行；球面則是所有的法線通過單一點。大部分光學元件，包括眼睛，都有凸或是凹的曲面。曲面的光學作用是改變入射光的聚散度，此作用稱為 **面屈光力**。曲面的屈光力，可以描述為該面強加在入射光的聚散度，或者是該面如何改變了入射光的聚散度。這樣的描述在透鏡與眼睛皆適用。驗光師的試鏡箱裡常見到的眼科用稜鏡則只有平的面，這種元件改變入射光的方向，但不改變其聚散度。

任何曲面的屈光力取決於兩個參數：

1. 構成曲面材質的折射率
2. 曲面的曲率半徑

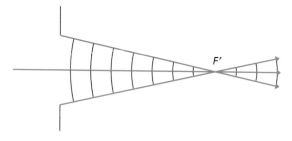

圖 1.6 會聚的光 (會聚至 F')。 (After Freeman and Hull 2003, with permission of Elsevier Ltd.)

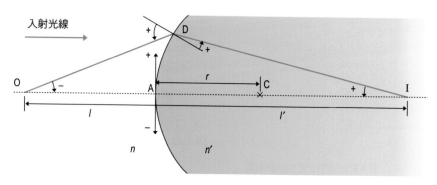

圖 1.7 符號習慣。 (After Freeman and Hull 2003, with permission of Elsevier Ltd.)

5

同樣的，上面所述在透鏡與眼睛皆適用。就其最簡單的形式，曲面可以看成是球面的一部分 (圖 1.8)。對入射光而言，球面不是凸就是凹。凸面讓入射的平行光變成會聚 (圖 1.9)，凹面則讓入射的平行光變成發散 (圖 1.10)。球面在各個方位都有相同的曲率，也就是相同的屈光力 (圖 1.11)。

面屈光力的計算

一塊眼鏡鏡片有兩個面，至少有一個面是曲面。光從前端的一個面 (遠離眼睛的面) 入射，從後端的面 (接近眼睛的面) 離開。光從左向右行進。

前端面的屈光力

眼鏡鏡片前端面的屈光力可由下式計算：

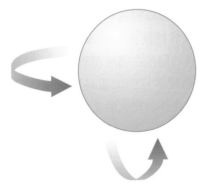

圖 1.8 球面在所有方位有相同的曲率 (形狀)。

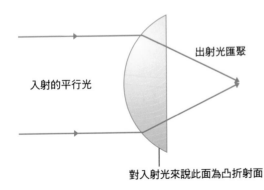

圖 1.9 凸折射面的會聚效果。

入射的平行光

出射光匯聚

對入射光來說此面為凸折射面

$$F_1 = \frac{n' - n}{r_1}$$

這個式子中：

- F_1 是鏡片前端面的屈光力，單位是屈光度 D (diopter)。
- n' 是鏡片材料的折射率。
- n 是周圍介質的折射率。
- r_1 是鏡片前端面的曲率半徑，單位為公尺。

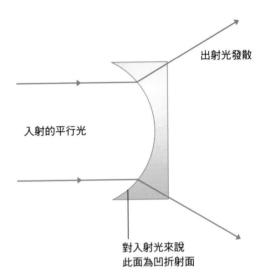

出射光發散

入射的平行光

對入射光來說此面為凹折射面

圖 1.10 凹折射面的發散效果。

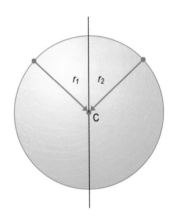

圖 1.11 球面在所有方位有相同的曲率：r_1 及 r_2 有相同的長度。但根據光學的符號習慣，r_1 為正 (因為 C 在面的右邊，且 r_2 為負，因為 C 在面的左方)。

後端面的屈光力

眼鏡鏡片後端面的屈光力可由下式計算：

$$F_2 = \frac{n - n'}{r_2}$$

這個式子中：

- F_2 是鏡片後端面的屈光力，單位是屈光度 D。
- n' 是鏡片材料的折射率。
- n 是周圍介質的折射率。
- r_2 是鏡片後端面的曲率半徑，單位為公尺。

當處理眼科鏡片時，n 通常是空氣的折射率，其值為 1.00。可是，當處理眼睛時，情況就不同了，要注意代入適當的值。利用上面兩個式子計算屈光力時，r 的值必須換算為公尺，並且有適當的符號 (+ 或 –)。要確保 n 及 n' 的順序正確。記得 n' 是光進入處介質的折射率，n 則是光離開處介質的折射率。上面屈光力的公式，可應用在眼鏡鏡片的面，以及眼睛不同部位的折射面。在 SI 單位制裡，眼鏡鏡片的面屈光力的單位是屈光度，這也是描述眼睛屈光力的單位。

薄透鏡屈光力

眼鏡鏡片有兩個面，其前端面，即遠離眼睛的面，F_1 大多為正值；其後端面，也就是接近眼睛的面，F_2 多為負值。假如這兩個面很靠近，鏡片的厚度可以忽略的話，這眼鏡鏡片就是一個**薄透鏡**。薄透鏡的屈光力 F，就只是兩個面屈光力的和，即下列公式：

$$F = F_1 + F_2$$

面和透鏡，其屈光力的單位都是屈光度 (D)。

薄透鏡形式

假如一個透鏡的厚度可以忽略，則薄透

鏡的總屈光力，是其面屈光力的**和**。例如，假設一透鏡前端面的面屈光力為 +6.00 D，後端面的面屈光力為 –2.00 D，則面屈光力的和，即此**薄透鏡屈光力**為 +4.00 D。這個例子所舉的面屈光力值，決定了這透鏡的**形式**。理論上，這 +4.00 D 透鏡可以任何一種形式做成。

基本的近軸方程式 (Paraxial equation)

薄透鏡、厚透鏡、透鏡系統、反射鏡，以及單一個折射面，所有這些元件都會以某種方式對物體來成像。在視光學裡，常常需要知道經由這些光學元件所成的像的位置。本段落討論**基本近軸方程式**的應用，它適用於薄透鏡，反射鏡及單一折射面。厚透鏡及複雜的系統，需要不同的方式處理，後面再討論。**近軸**這個詞指曲面上靠近軸的一處小區域，只有接近軸的光線才能成像。這種利用孔徑限制近軸的光線才能成像的做法，是克服一種面成像缺陷的簡單方法，此種缺陷稱為球面像差。靠近軸的區域稱為**近軸區域**，此區域內的光稱為**近軸光**。這類光線，入射角與折射角都小，可以用近似表示式計算成像的位置，而不會造成太大的誤差。基本的近軸方程式為：

$$L' = L + F$$

在這個式子中：

- L 是從物發出來的光，來到曲面的入射聚散度 (物聚散度)。
- F 是薄透鏡或單一折射面的屈光力。
- L' 是離開曲面光的聚散度，這些光繼續行進成像 (像聚散度)。

L 由下式給出：

$$L = \frac{n}{l}$$

式中 l 為物距 (以公尺表示)，n 為物所在

介質的折射率。如果物是在空氣中，則上式變為：

$$L = \frac{1}{l}$$

如果物聚散度已知，要得知物距，前一式可改寫為：

$$l = \frac{n}{L}$$

並且如果物在空氣中，上式變為：

$$l = \frac{1}{L}$$

從物距轉變為物聚散度的過程變得非常直接。假如 L 與 F 皆已知，則像聚散度 L' 可由基本近軸方程式得出。像距 l' 可經由下式求出：

$$l' = \frac{n'}{L'}$$

式中 n' 為像所在介質的折射率，或者假如所成的像也在空氣中，則：

$$l' = \frac{1}{L'}$$

例題 1.1

空氣中，軸上的物置於 +5.00 D 薄透鏡的左方 50 公分處，求成像的位置。

當計算距離與聚散度時，最好用兩欄來做。一欄叫「聚散度」，另一欄叫「距離」。由於物是位在透鏡的左方，根據符號習慣，它是負的距離，一定要有負號。所有的距離都以公尺來計算 (50 公分 ≡ 0.50 公尺)。計算的起始點是已知的物距 l。

聚散度(D)　　　　　　　　距離(m)

$$L_1 = \frac{1}{-0.50} = -2.00\,\text{D} \qquad \leftarrow \qquad l = -0.50\,\text{m}$$

$$F = +5.00\,\text{D}$$

$$L' = L + F$$

$$L' = -2.00 + (+5.00) = +3.00\,\text{D} \rightarrow l' = \frac{n'}{L'}$$

$$l' = \frac{1}{+3.00} = +0.33\,\text{m}$$

正號表示像是成在透鏡右方 0.33 公尺 (33 公分) 處。這樣的像稱為實像。

例題 1.2

軸上的物置於曲率半徑為 +0.125 公尺的凸折射面左方 100 公分處。折射面的左方是空氣，右方是折射率 1.5 的介質。求成像的位置。

曲率半徑有一個正號，因為曲率中心位在曲面的右方。首先，我們要利用下式找出凸折射面的屈光力：

$$F = \frac{n' - n}{r}$$

我們稱曲面左方空氣的折射率為 n，而右方介質折射率 (1.5) 則為 n'。這個敘述在計算的最後很重要。曲率半徑必須以公尺表示：

$$F = \frac{1.50 - 1.00}{+0.125} = +4.00\,\text{D}$$

現在可以開始算了！起始點是物距 l。

聚散度(D)　　　　　　　　距離(m)

$$L_1 = \frac{1}{-1.00} = -1.00\,\text{D} \qquad \leftarrow \qquad l = -1.00\,\text{m}$$

$$F = +4.00\,\text{D}$$

$$L' = L + F$$

$$L' = -1.00 + (+4.00) = +3.00\,\text{D} \rightarrow l' = \frac{n'}{L'}$$

$$l' = \frac{1.5}{+3.00} = +0.50\,\text{m}$$

請留意，在例題 1.2 中，曲面右方的介質不是空氣。在最後一步計算裡必須用正確的折射率 (1.5)。注意不要掉入每次都「用 1 來除」這

個陷阱！正號意謂所成的像，位在單一折射面的右方 0.50 公尺 (50 公分) 處。

透鏡系統與厚透鏡

「真實的」透鏡不可以看成是薄的，因此從定義上來講，若我們無法視某一個透鏡是「薄」的，那它就一定是「厚」的。厚透鏡指的是那些中心厚度無法忽略的透鏡。換句話說，其中心厚度、折射率，以及面屈光力，在透鏡的總體屈光力上，都扮演一部分角色。這意謂厚透鏡的總屈光力，不等於其面屈光力的和。對厚透鏡而言：

$$F \neq F_1 + F_2$$

在驗光實務裡，所有的透鏡當然都是「厚」的。厚透鏡與由超過一個薄透鏡組成的透鏡組，因為有一些相似之處，所以可用相同的方式處理。比如說，它們都有兩個屈光力，可以用單一個薄透鏡取代，同時簡單的光線追跡方法，皆可應用在厚透鏡與薄透鏡系統。

一個厚透鏡 (或透鏡系統) 有兩個屈光力，統稱**頂點屈光力** (vertex power)，分別為**後頂點屈光力** (back vertex power, BVP) 與**前頂點屈光力** (front vertex power, FVP)。後頂點屈光力 (BVP) 定義為光離開透鏡後端面時的聚散度，而前頂點屈光力 (FVP) 則定義為光離開透鏡前端面時的聚散度。當討論眼鏡鏡片的頂點屈光力時，是假設光從遠端的物體發出，由左向右傳播，亦即入射光是平行的，且入射聚散度是零。就眼鏡鏡片來說，我們通常只對 BVP 有興趣。事實上，每次我們為客戶訂眼鏡鏡片時，都是指明其 BVP。要計算透鏡組或厚透鏡的 BVP，需要用到順向的光線追跡法。要計算透鏡組或厚透鏡的 FVP，就將透鏡 (或系統) 反過來，讓光從後端面入射，由前端面射出，然後再利用順向的光線追跡法。要記得，光永遠從左至右。

光線追跡 (Ray-tracing)

光線追跡只是一種循著光，從厚透鏡 (或透鏡組) 的一端到另一端的方法。有兩種光線追跡步驟：順向的 (step-along) 及後退的 (step-back)。順向的光線追跡讓我們從左到右，後退的光線追跡則讓我們從右到左。請記住，在這兩種步驟中，總是假設光從左向右行進，同時我們也假設光入射到透鏡的前端面 (F_1)。當用光線追跡法來找 FVP 或 BVP 時，入射光永遠是平行，入射聚散度為零。下面將順向的光線追跡步驟列出。從某些角度來說，順向的光線追跡是利用基本近軸方程式的計算法。當進行光線追跡時，也總是用兩欄來做，一欄是聚散度 (以屈光度表示)，另一欄是距離 (以公尺表示)。

順向光線追跡的例子如下：

聚散度(D)	距離(m)
$L_1 =$	
$F_1 =$	
$L_1' = L_1 + F_1$ $\rightarrow$	$l_1' = \dfrac{n'}{L_1'}$
$L_2 = \dfrac{n'}{l_2}$ $\leftarrow$	$l_2 = l_1' - d$ (順向的)
$L_2' = L_2 + F_2$	
$L_2' =$	

順向步驟所用到的項目如下：

- L_1 是入射到透鏡第一個 (前端) 面光的聚散度 (D)。
- L_1' 是離開透鏡第一個 (前端) 面光的聚散度 (D)。
- d 是透鏡組兩個面之間的距離 (m)，且永遠為正；在厚透鏡的情況，t 是中心或軸厚度 (m)。
- n 是兩個面之間介質的折射率；在厚透鏡的情況，n' 是透鏡材質的折射率。
- L_2 是入射到透鏡第二個 (後端) 面光的聚散度 (D)。

- L_2' 是離開透鏡第二個 (後端) 面光的聚散度 (D)。

假如平行光 ($L_1 = 0$) 入射到厚透鏡或透鏡系統的第一個面，則離開第二個面的光聚散度 (L_2') 就等於厚透鏡或透鏡系統的 BVP。假如系統或厚透鏡反過來，平行光 ($L_1 = 0$) 入射到透鏡的第二個面 (F_2)，則離開其第二個面的光聚散度 (L_2') 就等於厚透鏡或透鏡系統的 FVP。

例題 1.3

空氣中兩個薄透鏡構成一透鏡組，之間相距 20 毫米 (mm)。兩個薄透鏡在空氣中，$n = 1$。$F_1 = +8.00\,D$ 及 $F_2 = -5.00\,D$。假設物體在遠處，計算薄透鏡組的後與前頂點屈光力。參考圖 1.12。

兩個頂點屈光力可用順向的光線追跡法計算：

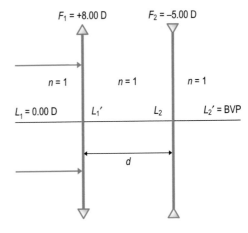

圖 1.12　後頂點屈光力 (BVP)。

個鏡片 (或厚透鏡的後端面) 到透鏡或透鏡系統所成的像間的距離。

FVP 也是用順向的光線追跡法求出，只是這時系統要反過來。現在平行光入射到第二個面 (F_2)，並且由第一個面離開。參考圖 1.13。

聚散度(D)　　　　　　距離(m)

$L_1 = 0.00$

$F_2 = +8.00\,D$

$L_1' = L_1 + F_1 = +8.00\,D$　→　$l_1' = \dfrac{n}{L_1'}$

$$l_1' = \frac{1}{+8.00} = +0.125\,m$$

$$l_2 = l_1' - d$$

$L_2 = \dfrac{n}{l_2}$　←　$l_2 = +0.125 - 0.020 = +0.105\,m$

$$L_2 = \frac{1}{+0.105} = +9.52\,D$$

$L_2' = L_2 + F_2$

$L_2' = +9.52 + (-5.00) = +4.52\,D$

當 $L_1 = 0.00$, $L_2' = BVP = +4.52\,D$

因此，這空氣中薄透鏡組的 BVP 為 +4.52 D。

BVP 常用的符號為 F_v'，並且 n / F_v' 是一個距離，稱為後頂點焦距 (符號 f_v')。這是從最後一

聚散度(D)　　　　　　距離(m)

$L_1 = 0.00$

$F_2 = -5.00\,D$

$L_1' = L_1 + L_2 = -5.00\,D$　→　$l_1' = \dfrac{n}{L_1'}$

$$l_1' = \frac{1}{-5.00} = -0.20\,m$$

$$l_2 = l_1' - d$$

$L_2 = \dfrac{n}{l_2}$　←　$l_2 = -0.200 - 0.020 = -0.220\,m$

$$L_2 = \frac{1}{-0.220} = -4.54\,D$$

$L_2' = L_2 + F_1$

$L_2' = -4.54 + (+8.00) = +3.45\,D$

當 $L_1 = 0.00$, $L_2' = FVP = +3.45\,D$

因此，這空氣中薄透鏡系統的 FVP 為 +3.45 D。

FVP 常用的符號為 F_v，並且 $-n / F_v$ 為前頂點焦距 (符號 f_v)。這個負號是必須的，因為透

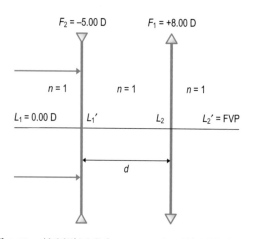

圖 1.13 前頂點屈光力 (FVP)：把系統反過來。

鏡是反過來做光線追跡。這個距離是從第一個透鏡（或前端面）到透鏡或透鏡系統所成的像間的距離。一如往常，假如提到頂點屈光力或頂點焦距，就假設入射光是平行光。

請留意，只有在求 FVP 時，才將透鏡或透鏡系統反過來。在視光學裡，你不會常常要計算 FVP。順向的光線追跡，也可用來求厚透鏡或透鏡系統的後端面屈光力。

例題 1.4

空氣中兩個薄透鏡組成的透鏡組，之間相距 8 mm。系統的 BVP 為 +5.00 D，並且第一個透鏡的屈光力 (F_1) 為 +8.00 D。求第二個薄透鏡的屈光力 (F_2)。

如往常，假如指明**頂點屈光力**，則是假設了**物體在遠處**，並且平行光 ($L_1 = 0$) 入射到透鏡第一個面，則離開第二個面的光聚散度 (L_2') 就等於其 BVP。光線追跡讓我們從透鏡（或透鏡組）的一邊到另一邊，並且順向帶我們從左至右。在這個例子裡，未知數 (F_2) 是在系統的左邊，所以需用到順向的光線追跡。如往常，計算用兩欄來做：

聚散度(D) 　　　　　　　距離(m)

$L_1 = 0.00$

$F_1 = +8.00 D$

$L_1' = L_1 + F_1 = +8.00 D \quad \rightarrow \quad l_1' = \dfrac{n}{L_1'}$

$$l_1' = \dfrac{1}{+8.00} = +0.125\,m$$

$$l_2 = l_1' - d$$

$L_2 = \dfrac{n}{l_2} \quad \leftarrow \quad l_2 = +0.125 - 0.008 = +0.117\,m$

$L_2 = \dfrac{1}{+0.117} = +8.55\,D$

$L_2' = L_2 + F_2 \quad and \quad F_2 = L_2' - L_2$

$F_2 = +5.00 - (+8.55) = -3.55\,D$

因此，這空氣中薄透鏡組的後端面屈光力為 $-3.55\,D$。

後退的光線追跡

後退的光線追跡法，帶領我們由右至左，這是當未知參數位在透鏡或透鏡系統左方的時候，我們才需要用到它。它不需將系統反過來。列示於下的式子，是修改成後退的光線追跡步驟。與前面相同，計算用兩欄來做，一欄為聚散度 (D)，一欄為距離 (m)：

聚散度(D) 　　　　　　　距離(m)

$L_2' =$

$L_2 = L_2' - F_2$

$L_2 = \quad\quad\quad \rightarrow \quad\quad l_2 = \dfrac{n'}{L_2}$

$L_1' = \dfrac{n'}{l_1'} \quad\quad \leftarrow \quad\quad l_1' = l_2 + d \ (step\text{-}back)$

As $L_1 = 0.00$, $L_1' = F_1$

例題 1.5

空氣中由兩個薄透鏡構成的透鏡組，之間相距 10 mm。系統的 BVP 為 $-6.00\,D$，第二個薄透鏡的屈光力 (F_2) 為 $-10.00\,D$。求第一個薄透鏡的屈光力 F_1。假設物體在遠處。

一如所有的透鏡系統及厚透鏡問題，假如平行光 ($L_1 = 0$) 入射到透鏡的第一面，則離開其第二個面的光聚散度 (L_2') 就等於其 BVP。請記得，光線追跡只是從透鏡 (或透鏡系統) 的一邊到另一邊的方法，而且有兩種光線追跡步驟：順向的及後退的。順向讓我們從左至右，後退讓我們從右至左。在這個例題裡，未知項 (F_1) 在系統的左邊，因此要用後退的光線追跡來解這個問題。一如往常，計算用兩欄來做：

聚散度(D)	距離(m)

$L_2' = -6.00\,\mathrm{D}$

$L_2 = L_2' - F_2$

$L_2 = -6.00 - (-10.00) = +4.00\,\mathrm{D}$

$L_2 = +4.00\,\mathrm{D} \qquad \rightarrow \qquad l_2 = \dfrac{1}{+4.00} = +0.250\,\mathrm{m}$

$\qquad\qquad\qquad\qquad\qquad l_1' = l_2 + d \ \text{(step-back)}$

$l_1' = +0.250 + 0.010 = +0.260\,\mathrm{m}$

$\qquad\qquad \rightarrow \qquad L_1' = \dfrac{1}{+0.260} = +3.85\,\mathrm{D}$

As $L_1 = 0.00$, $L_1' = F_1$

$F_1 = +3.85\,\mathrm{D}$

透鏡系統前端面的屈光力，也就為 $+3.85\,\mathrm{D}$。

上面幾個例子，都是由空氣中分開的薄透鏡所構成的系統。如果是要解厚透鏡的頂點或

面屈光力，光線追跡的步驟其實大部分是相同的。唯一的差別是，對厚透鏡而言，用等效空氣距離 (Equivalent Air Distance, EAD)t / n 而不是 d 作為兩個面之間的距離。EAD 也稱作簡化的距離，以公尺為單位。等效空氣距離簡單的表示如下：

$$\mathrm{EAD} = \frac{t}{n}$$

假如使用 EAD，兩個面之間的折射率可以用與空氣相同的值 ($n = 1$)。這個做法可以簡化厚透鏡的光線追跡，尤其是追跡光線穿透好幾個面時特別好用。

等效薄透鏡

任何厚透鏡或透鏡系統的光學效果，都可以用想像中但實際上不存在的**等效薄透鏡**來取代。圖 1.14 顯示平行光被厚透鏡所折射，由於是厚透鏡，當遠方物體發出的光與軸相交於點 F' 前，會經歷兩次不同的折射：D_1 及 D_2，F' 為第二主焦點。將光線路徑延長，如圖 1.14 的虛線顯示的，可以看出這兩次折射等同於發生在 H' 處的單一次折射。這就提供了一個概念，若將一透鏡置於 H' 平面上，會有與厚透鏡

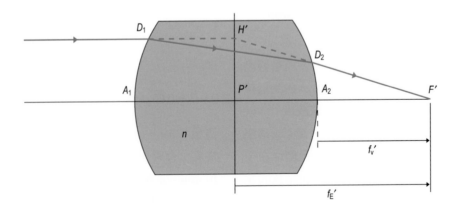

圖 1.14 厚透鏡，物體在遠方。 (After Freeman and Hull 2003, with permission of Elsevier Ltd.)

一樣的效果,即模擬了 BVP,並聚焦在 F'。從圖 1.14 可以看出這等效薄透鏡有一個**等效焦距** f_E',以及一個等效屈光力 F_E。$H'P'$ 稱為**第二主平面**,P' 為**第二主點**。距離 A_2P 通常用符號 e' 表示。圖 1.14 中,f_v' 為**後端頂點焦距**。

圖 1.15 顯示相同的厚透鏡,這一次將物體放在第一主焦點 F 上。如上一段描述,物體發出來的光與實際的透鏡面有兩次折射。再一次,我們可以延長光線路徑,得出等效折射 H 的位置。放置一薄透鏡於 H 平面,複製了 FVP 的效果。等效薄透鏡所在位置 HP 稱為**第一主平面**,P 為**第一主點**。只要厚透鏡(或透鏡系統)前方的折射率與其後的折射率相同,則等效焦距 f_E 與 f_E' 數值相同,但符號相反。等效屈光力 F_E 也是一樣相同。距離 A_1P 的符號為 e。圖 1.15 中,f_v 為前端頂點焦距。

有幾種方法來計算等效薄透鏡的屈光力。

對兩透鏡系統

$$F_E = F_1 \times \frac{L_2'}{L_2}$$

或者:

$$F_E = F_1 + F_2 - dF_1F_2$$

對厚透鏡

$$F_E = F_1 \times \frac{L_2'}{L_2}$$

或者:

$$F_E = F_1 + F_2 - (t/n)F_1F_2$$

對多透鏡系統

$$F_E = F_1 \times \frac{L_2'}{L_2} \times \frac{L_3'}{L_3} \times \cdots\cdots$$

上面的方程式可以延伸開來,以包含更多的聚散度。建議式子裡的聚散度由 BVP 順向計算得出。

第二等效焦距 f_E' 由下式給出:

$$f_E' = \frac{n}{F_E}$$

第一等效焦距 f_E 為:

$$f_E = \frac{-n'}{F_E}$$

第二主點的位置 A_2P' 為:

$$A_2P' = f_v' - f_E' = e'$$

第一主點的位置 A_1P 如下:

$$A_1P = f_v - f_E = e$$

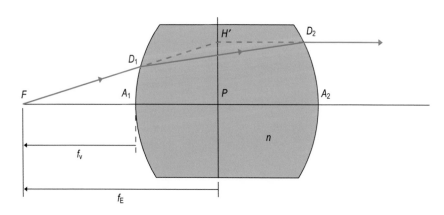

圖 1.15 厚透鏡,成像在遠方。 (After Freeman and Hull 2003, with permission of Elsevier Ltd.)

節點 (The nodal points)

當處理厚透鏡或透鏡系統，最後有兩項要考慮，即**節點**。厚透鏡或透鏡系統的節點，等於薄透鏡的光學中心。假如一條光線導向一片厚透鏡或系統的**第一節點** (N)，則其出射會很像該光線來自**第二節點** (N')，且出射光平行於原先的入射光。假如系統前的折射率與系統後的折射率相同，則節點與主點重合，即假如 $n = n'$，則 N 與 P 重合，且 N' 與 P' 重合。假如一片厚透鏡或透鏡系統兩邊的折射率不同，則兩個等效薄透鏡焦距 f_E' 與 f_E 的大小也會不同。這導致節點與主點分離。假如 $n \neq n'$，節點總是往較高折射率的介質偏移。節點的偏移量由下式給出：

$$PN = P'N' = f_E' + f_E$$

將前面對厚透鏡及透鏡系統的討論做總結，我們基本上回顧了六個點的計算。這些點統稱**基點** (cardinal points) 並列於表 1.4。

例題 1.6

空氣中一組由兩個薄透鏡組成的系統，參數如下：

$$F_1 = +12.5D, F_2 = -28.00D, d = 5 \text{ cm}$$

求：

後及前頂點屈光力

等效薄透鏡屈光力

主點與節點的位置

這是一個相對簡單的例題，因為系統在空氣中，故透鏡的前後與透鏡之間的折射率都相同 ($n = 1.00$)。兩個頂點屈光力可利用順向的光線追跡來計算。參考圖 1.12。

第一步是找出 BVP：

聚散度(D)   距離(m)

$L_1 = 0.00$

$F_1 = +12.50 \, D$

$L_1' = L_1 + F_1 = +12.50 \, D \quad \rightarrow \quad l_1' = \dfrac{n}{L_1'}$

$$l_1' = \frac{1}{+12.50} = +0.08 \, m$$

$$l_2 = l_1' - d$$

$L_2 = \dfrac{n}{l_2} \quad \leftarrow \quad l_2 = +0.08 - 0.05 = +0.03 \, m$

$$L_2 = \frac{1}{+0.03} = +33.33 \, D$$

$L_2' = L_2 + F_2$

$L_2' = +33.33 + (-28.00) = +5.33 D$

當 $L_1 = 0.00$，$L_2' = BVP \quad F_v' = +5.33 D$

因此，這空氣中的薄透鏡系統之 BVP 為 +5.33 D。

系統的後頂點焦距如下：

表 1.4　基點

	名稱	符號	注解
1	前頂點焦點	F_v	只要闡明了距離 f_v，就決定了其位置
2	後頂點焦點	F_v'	只要闡明了距離 f_v'，就決定了其位置
3	第一主點	P	只要闡明了距離 e，就決定了其位置
4	第二主點	P'	只要闡明了距離 e'，就決定了其位置
5	第一節點	N	假如 $n = n'$，將與 P 重合 假如 $n \neq n'$，N 往高折射率介質偏移
6	第二節點	N'	假如 $n = n'$，將與 P' 重合 假如 $n \neq n'$，N' 往高折射率介質偏移

$$f_v' = \frac{n}{F_v'} = \frac{1}{+5.33} = +0.1875\,\text{m}$$

FVP 也可利用順向的光線追跡得出，只是系統要反過來。這時平行光入射到第二個面 (F_2)，從第一個面離開。參考圖 1.13。

聚散度(D)	距離(m)

$L_1 = 0.00$

$F_2 = -28.00\,\text{D}$

$L_1' = L_1 + F_2 = -28.00\,\text{D} \quad \rightarrow \quad l_1' = \dfrac{n}{L_1'}$

$$l_1' = \frac{1}{-28.00} = -0.0357\,\text{m}$$

$$l_2 = l_1' - d$$

$L_2 = \dfrac{n}{l_2} \quad \leftarrow \quad l_2 = -0.0357 - 0.0500 = -0.0857\,\text{m}$

$$L_2 = \frac{1}{-0.0857} = -11.67\,\text{D}$$

$L_2' = L_2 + F_1$

$L_2' = -11.67 + (+12.50) = +0.83\,\text{D}$

As $L_1 = 0.00$, $L_2' = \text{FVP}$　　　$F_v = +0.83\,\text{D}$

這空氣中薄透鏡系統的 FVP 為 +0.83 D。

系統的前頂點焦距如下：

$$f_v = \frac{-n}{F_v} = \frac{-1}{+0.83} = -1.20\,\text{m}$$

（由於系統反過來，所以有負號。）

等效薄透鏡的屈光力可由下面的表示式得出：

$$F_E = F_1 \times \frac{L_2'}{L_2}$$

由 BVP 光線追跡的值：

$$F_E = +12.50 \times \frac{+5.33}{+33.33} = +2.00\,\text{D}$$

第二等效焦距 f_E' 為：

$$f_E' = \frac{n}{F_E}$$

由於系統在空氣中：

$$f_E' = \frac{1}{+2.00} = +0.50\,\text{m}$$

第一等效焦距 f_E 為：

$$f_E = \frac{-n'}{F_E}$$

再一次由於系統在空氣中：

$$f_E = \frac{-1.00}{+2.00} = -0.50\,\text{m}$$

第二主點的位置 A_2P' 為：

$$A_2P' = f_v' - f_E' = e'$$

$$e' = +0.1875 - (+0.5000) = -0.3125\,\text{m}$$

第一主點的位置 A_1P 如下：

$$A_1P = f_v - f_E = e$$

$$e = -1.20 - (+0.50) = -0.70\,\text{m}$$

由於系統前後的折射率相同，所以節點與主點重合，即 N 與 P 重合，N' 與 P' 重合。

這個系統的基點示於圖 1.16。

例題 1.7

一個厚雙凸透鏡，前端面半徑為 +32.500 mm，後端面的半徑為 −21.133 mm。前端面被空氣環繞，後端面則浸在折射率為 1.333 的水中。透鏡的折射率為 1.650，且其中心厚度為 6.6 mm。

求：

兩個面的屈光力

等效薄透鏡的屈光力

基點的位置

這是比較複雜的例子，因為我們必須處理三個折射率。同時，由於厚透鏡與薄透鏡系統不同，因此進行光線追跡時，必須用 t / n，而不是 d。兩個頂點屈光力可利用順向的光線追跡來計算。

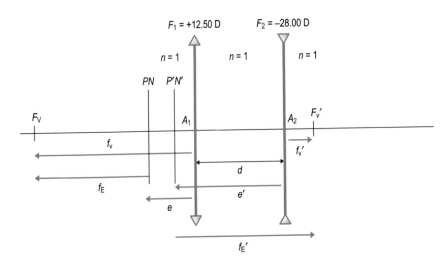

圖 1.16 這是例題 1.6 的圖，顯示基點的相對位置 (沒按照比例)。

首先，我們要計算兩個面的屈光力。曲率半徑 r 必須用公尺與正確的符號代入。用到給定的折射率時請務必留意。要計算面屈光力，我們必須用：

$$F_1 = \frac{n'-n}{r_1} \quad 和 \quad F_2 = \frac{n-n'}{r_2}$$

$$F_1 = \frac{1.650-1.000}{+0.032500} = +20.00 \text{ D}$$

$$F_2 = \frac{1.333-1.650}{-0.021133} = +15.00 \text{ D}$$

等效空氣距離 (t 以公尺代入) 為：

$$\text{EAD} = \frac{t}{n} = \frac{0.0066}{1.650} = 0.004 \text{ m}$$

現在定出了 EAD，兩個面之間的折射率可以假設與空氣相同 ($n = 1$)。在接下來的光線追跡都用這個值。

第一次順向光線追跡將定出 BVP：

聚散度(D)   距離(m)

$L_1 = 0.00$

$F_1 = +20.00 \text{ D}$

$L_1' = L_1 + F_1 = +20.00 \text{ D} \quad \rightarrow \quad l_1' = \frac{n}{L_1'}$

$$l_1' = \frac{1}{+20.00} = +0.050 \text{ m}$$
$$l_2 = l_1' - (t/n)$$

$L_2 = \frac{n}{l_2} \quad \leftarrow \quad l_2 = +0.050 - 0.004 = +0.046 \text{ m}$

$$L_2 = \frac{1}{+0.046} = +21.739 \text{ D}$$

$L_2' = L_2 + F_2$

$L_2' = +21.739 + (+15.00) = +36.739 \text{ D}$

當 $L_1 = 0.00, L_2' = \text{BVP}$ $F_v' = +36.739 \text{ D}$

這個厚透鏡系統的 BVP 為 +36.739 D。

由於像成在水中，系統的後頂點焦距為：

$$f_v' = \frac{n'}{F_v'} = \frac{1.333}{+36.739} = +0.03628 \text{ m}$$

FVP 也用順向光線追跡來求，只是系統要反過來。此時平行光入射到第二個面 (F_2)，從第一個面離開：

聚散度(D)   距離(m)

$L_1 = 0.00$

$F_2 = +15.00 \text{ D}$

$L_1' = L_1 + F_2 = +15.00 \text{ D} \rightarrow l_1' = \frac{n}{L_1'}$

$$l_1' = \frac{1}{+15.00} = +0.06667 \text{ m}$$

$$l_2 = l_1' - (t/n)$$

$$L_2 = \frac{n}{l_2} \leftarrow l_2 = +0.06667 - 0.00400 = +0.06267 \text{ m}$$

$$L_2 = \frac{1}{+0.06267} = +15.957 \text{ D}$$

$$L_2' = L_2 + F_1$$

$$L_2' = +15.957 + (+20.00) = +35.957 \text{ D}$$

當 $L_1 = 0.00$, $L_2' = \text{FVP}$　　$F_v = +35.957 \text{ D}$

這厚透鏡系統的 FVP 為 +35.957 D。

由於像成在空氣中，所以前頂點焦距為：

$$f_v = \frac{-n}{F_v} = \frac{-1}{+35.957} = -0.0278 \text{ m}$$

因為系統反過來，所以此處有個負號。等效薄透鏡的屈光力可由下式求出：

$$F_E = F_1 \times \frac{L_2'}{L_2}$$

取用 BVP 光線追跡所得的值：

$$F_E = +20.000 \times \frac{+36.739}{+21.739} = +33.800 \text{ D}$$

第二等效焦距 f_E' 為：

$$f_E' = \frac{n'}{F_E}$$

由於水在透鏡的右方：

$$f_E' = \frac{1.3330}{+33.800} = +0.03944 \text{ m}$$

第一等效焦距 f_E 為：

$$f_E = \frac{-n'}{F_E}$$

由於空氣在透鏡的左方：

$$f_E = \frac{-1.00}{+33.80} = -0.02959 \text{ m}$$

第二主點的位置 A_2P' 為：

$$A_2P' = f_v' - f_E' = e'$$

$$e' = +0.03628 - (+0.03944) = -0.00316 \text{ m}$$

第一主點的位置 A_1P 為：

$$A_1P = f_v - f_E = e$$

$$e = -0.0278 - (-0.02959) = +0.00179 \text{ m}$$

由於透鏡前的折射率是空氣 ($n = 1$)，透鏡後的折射率是水 ($n = 1.333$)，因此節點不與主點重合。節點的偏移量為：

$$\text{PN} = P'N' = f_E' + f_E = +0.03944 + (-0.02959)$$
$$= +0.00985 \text{ m}$$

節點會往高折射率的介質偏移，在這個例題裡是往右。這個系統的基點示如圖 1.17。

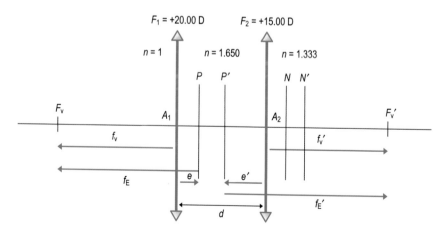

圖 1.17　這是例題 1.7 的圖，顯示基點的相對位置 (沒按照比例)。

第 1 章的結語

為了避免常犯的錯誤：

- 對所處理的面，永遠使用正確的正、負號。
- 永遠使用正確的 SI 單位制。
- 永遠選用正確的「工具」來解決問題，即順向的或是後退的光線追跡。
- 當執行光線追跡，距離需以公尺表示。
- 對所有透鏡系統與厚透鏡而言，假如是平行光 $(L_1 = 0)$ 入射到透鏡的第一個面，則離開第二個面的光聚散度 (L_2') 永遠等於其 BVP。
- 假如平行光 $(L_1 = 0)$ 入射到透鏡的第二個面（透鏡已反過來），則離開第一個面的光聚散度 (L_2') 永遠等於其 FVP。
- 只有當要求 FVP 時，才將透鏡或透鏡系統反過來。

進階閱讀

Freeman M H, Hull C C (2003) *Optics*. Butterworth-Heinemann, Oxford.

Jalie M (2003) *Ophthalmic Lenses and Dispensing*. Butterworth-Heinemann, Oxford.

Tunnacliffe A H, Hurst J G (1996) *Optics*. Association of British Dispensing Opticians, London.

眼睛模型、屈光正常與屈光不正

簡介

本章簡短且相對簡單,為視光學所遇到的眼睛模型提供了簡要概述。眼睛模型裡,最令人感興趣的是標準簡化眼睛(standard reduced eye),因為這種眼睛模型能讓你打下基礎,成功學習視光學所必須掌握的絕大部分定義與計算。

本章內容

- 人眼的基本構造與光學組成
- Gullstrand 眼睛模型
- 標準的 +60.00 D 簡化眼睛
- 屈光正常的標準簡化眼睛參數

人眼的基本構造與光學組成

人眼的詳細解剖學超出了本書討論範圍。不過,我們可以從圖 2.1 中看到粗略的人眼解剖學結構。

人眼的組成中,有「光學功能」的包括角膜、房水、晶狀體與玻璃體。我們之所以認為這些結構具有光學功能,是因為它們是透明的,而且折射率>1,以及被曲面包覆。在第 1 章裡,我們提到任何一個曲面的屈光力取決於兩個因素:

1. 形成曲面材質的折射率
2. 曲面的曲率半徑

我們也提到這兩點因素皆適用於透鏡與眼睛。簡單來說,眼睛這個光學系統不外乎是個強大的正透鏡。曲率、透明度、折射率、曲面之間的分離等概念,就構成眼睛模型的基礎。

Gullstrand 的眼睛模型

瑞典人古爾斯特蘭德 (Allvar Gullstrand,1862-1930) 是十九世紀的眼科學家與眼科學教授,他的工作為眼睛與視力的知識奠立了基礎。根據他的測量,他草擬了位於中心位置的球面光學系統的眼睛模型。他利用這個與人眼相似的模型,來研究眼睛的光學作用,以及搭配眼鏡與光學儀器後的表現。Gullstrand 眼睛模型的重要性,在於它給了人眼平均大小尺寸很好的概念。必須要強調的是,它們僅僅只是基於數學計算或因為某種理由而得到的平均值,而不是靠測量真實的眼睛得到的。眼睛模型的目的,在於當我們面對光學儀器般的眼睛時,能有理論研究的基礎。古爾斯特蘭德為兩種眼睛模型提供了數據:1 號版本的模型有六個折射面,而 2 號版本包括單一角膜面及一個「薄」的晶狀體。

古爾斯特蘭德也為每一種模型提供了另外

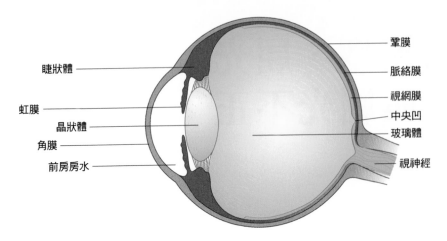

圖 2.1 人眼的橫切面。

睫狀體
虹膜
晶狀體
角膜
前房房水

鞏膜
脈絡膜
視網膜
中央凹
玻璃體
視神經

的版本，來表示強力調節下的眼睛。許多研究者也發表了不同的眼睛模型，我們要對這點心懷感激。任何一個模型提出來，必須包括有關折射面的曲率半徑、每個折射面之間的距離，以及每個折射面間光學介質的折射率等數據。

Gullstrand 1 號 (嚴謹的) 眼睛模型

這模型包含如下的六個折射面：

1. 角膜前表面
2. 角膜後表面
3. 晶狀體前表面
4. 核前表面
5. 核後表面
6. 晶狀體後表面

此模型的基本輪廓示於圖 2.2。

1 號 (嚴謹的) 眼睛模型各個面的半徑如下：

- 角膜前表面 +7.700 mm
- 角膜後表面 +6.800 mm
- 晶狀體前表面 +10.00 mm
- 核前表面 +7.911 mm
- 核後表面 −5.760 mm
- 晶狀體後表面 −6.000 mm

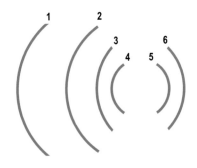

圖 2.2 眼睛的六面模型 (沒按照比例)。面 1 及面 2 代表角膜的前、後面。面 3 及面 6 代表晶狀體的前、後面。面 4 及面 5 代表晶狀體核的前、後面。

此眼睛模型面之間的距離為：

- 角膜厚度：0.500 mm
- 角膜後表面至晶狀體前表面：3.100 mm
- 晶狀體前表面至核前表面：0.546 mm
- 核的厚度：2.419 mm
- 核後表面至晶狀體後表面：0.635 mm
- 晶狀體厚度：3.600 mm

下列為 1 號 (嚴謹的) 眼睛模型的折射率：

- 角膜：1.376
- 房水：1.336
- 玻璃體：1.336

- 晶狀體（皮質）：1.386
- 晶狀體（核）：1.406

1 號眼睛模型的軸長，代表從角膜前表面至黃斑部的距離，為 24.385 mm。眼睛在放鬆及完全調節的狀態下，其屈光力分別為 +58.64 D 及 +70.57 D。

Gullstrand 2 號（簡化的）眼睛模型

這個模型包含三個面：

1. 單一的折射面（簡化面）
2. 晶狀體前表面
3. 晶狀體後表面

此模型的基本輪廓示於圖 2.3。

此簡化眼睛模型各個面的半徑如下：

- 簡化面：+7.800 mm
- 晶狀體前表面：+10.00 mm
- 晶狀體後表面：−6.000 mm

以下為簡化眼睛模型的折射率：

- 房水：1.336
- 玻璃體：1.336
- 晶狀體：1.413

簡化眼睛模型面之間的距離如下：

- 簡化面至晶狀體前表面：3.600 mm
- 晶狀體厚度：3.600 mm
- 晶狀體後表面至黃斑部：16.970 mm

2 號眼睛模型的軸長，也就是從簡化面到黃斑部的距離，為 24.17 mm。眼睛在放鬆及完全調節的狀態下，其屈光力分別為 +59.74 D 及 +70.54 D。

標準的 +60.00 D 簡化眼睛

標準的 +60.00 D 簡化眼睛是僅具單一面的模型，在視光學裡普遍運用在大部分的定義與計算。這個簡單模型用單一折射面，提供整個眼睛的屈光力。另外只有一個折射率，及一個軸長。這個眼睛模型有一組公認的符號，如下：

- F_e：單一簡化折射面的屈光力
- k'：從簡化面至黃斑部的距離（軸長）
- n_e：簡化眼睛的單一折射率

標準的 +60.00 D 簡化眼睛示於圖 2.4。

屈光正常的標準簡化眼睛參數

屈光正常的標準簡化眼睛示於圖 2.5。就目前而言，**屈光正常**這個詞只是用來簡單描述不需矯正折射誤差的眼睛（第 3 章有完整的解釋）。從圖 2.5 中我們可以看到，眼睛第二主焦點的位置 F_e' 與黃斑部 M' 重合，這對屈光正常來說是必要的。此外也要注意，因為眼睛是看遠方的物件（平行光），所以假設它是**無調節的**（調節會在第 13 章討論）。

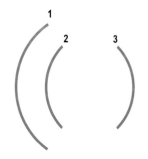

圖 2.3 眼睛的三面模型（沒按照比例）。面 1 代表單一折射面。面 2 及面 3 代表單一折射率晶狀體的前、後面。

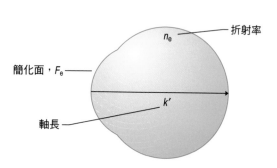

圖 2.4 標準簡化 +60.00 D 眼睛模型。

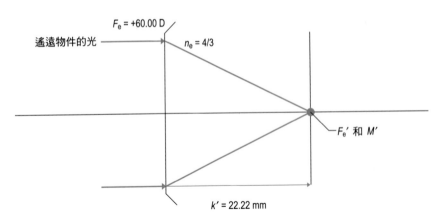

圖 2.5 無調節、屈光正常的標準簡化眼睛。

屈光正常的標準簡化眼睛參數為：

- 簡化面屈光力 F_e = +60.00 D
- 軸長 k' = 22.22 mm
- 折射率 n_e = 4/3

第 2 章的結語

這相對簡短的一章討論了：

- 人眼的光學組成
- 眼睛模型的概念
- Gullstrand 眼睛模型的參數
- 屈光正常的標準簡化眼睛參數

標準簡化 +60.00 D 眼睛模型，將廣泛使用在往後的章節。

進階閱讀

Tunnacliffe A H (1993) *Introduction to Visual Optics*. Association of the British Dispensing Opticians, London.

Rabbetts R B B (1998) *Bennett and Rabbetts' Clinical Visual Optics*. Butterworth-Heinemann, Oxford.

屈光正常與屈光不正

簡介

這章討論並闡述屈光正常與屈光不正的定義與概念。了解這些內容，對嘗試簡化眼睛的計算是必須的。事實上，透澈了解這些內容，能讓你更容易精通此類的計算。

本章內容

- 屈光正常
- 屈光不正
- 球面性屈光不正的分類

屈光正常

在第 2 章，**屈光正常**這個詞描述為不需矯正折射誤差的眼睛。我們會在這一章中，更具體的解釋、定義這個詞。視光學裡，屈光正常有兩個常用的定義：

1. 未經過調節的眼睛，如果第二焦點 F_e' 與黃斑部中心 M' 重合，是為屈光正常 (圖 3.1)。
2. 未經過調節的眼睛，假如其遠點 (M_R) 在無限遠處，是為屈光正常。

圖 3.1 顯示從遠方物體來的平行光，入射到屈光正常眼睛的簡化面。入射光被簡化面折射，並朝視網膜上的**黃斑部** (M') 會聚 (簡化面的屈光力是正的)。假如我們把眼睛的簡化面想成一面簡單的薄透鏡，那簡化面所成的像可被稱為**第二主焦點** F_e' (下標「e」只是代表眼睛)。

若簡化面第二主焦點 F_e' 與黃斑部中心 M' 重合，我們說屈光正常。假如像成在黃斑部上，看遠方的視力就不需要矯正鏡片也會看得很清晰。

要記得，從任一透鏡到其焦點的距離稱為焦距 (f')。由於眼睛的簡化面就像一個透鏡，它也有焦距，嚴格來講即是第二主焦距，也就是從簡化面 F_e 到黃斑部 M' 的距離。這個距離的代表符號為 f_e'(再一次，e 代表眼睛)。檢視圖 3.1，顯示眼睛的軸長 k' 等於焦距 f_e'。這是簡化面第二主焦點 F_e' 與黃斑部中心 M' 重合的另一種說法，也可用來定義屈光正常。圖 3.2 顯示的也是屈光正常的標準簡化眼睛，只是這次加上了參數。

屈光正常的第二個定義與遠點有關。簡單來說，遠點為一個人**不需**借助眼鏡或隱形眼鏡，所能看到的**最遠**距離。眼睛的遠點，可以是下列三個地方之一：在無限遠處、在眼睛前方某處，以及在眼睛後方某處。由於屈光正常

的眼睛，可以不藉眼鏡或隱形眼鏡的矯正看到很遠的距離，因此其遠點為**無限遠處**。

遠點真正的定義為「經由無調節及無矯正眼睛的折射，與黃斑部中心互為共軛的那個點」。遠點也稱作**遠距視力之遠點、真實遠點**以及**調節之遠點**。遠點的符號為 M_R。

有一點要注意，由於屈光正常指的是**遠距視力**，所以永遠假設眼睛是**無調節的**。**調節**的定義是，「為了能看清不同距離的物，眼睛改變其屈光特性的能力」。「無調節」指的是眼睛在其屈光度最弱時的狀態，「完全調節」則是指眼睛在其屈光度為最強時的狀態。

假如在一張圖或是某個特殊情況，使用了「無調節的」這個詞，我們就假設眼睛處在屈光度最弱時的狀態，並為了看清遠方物體而聚焦；假如用了「調節的」這個詞，我們就假設眼睛是為了看清鄰近物體而聚焦。**調節的調幅**是眼睛最大與最小屈光度的差，也就是眼睛可以調節的最大量。調節將在第 13 章討論。

屈光不正

屈光不正，就是指偏離了屈光正常的情況。因此，眼睛若不是屈光正常，就一定是屈光不正。

屈光不正指的是遠距視力，且永遠假設眼睛是無調節的。屈光不正的分類示於圖 3.3，基本上可看成是消去法的過程，因為屈光不正若不**是球面性的**，就是**散光性的**。假如是球面性的，那屈光不正不是**近視**，就是**遠視**。近視與遠視，其源頭若非**軸性的**，便是**折射性的**。折射性屈光不正可以分為**曲率性**或**指數性**。**散光性**的屈光不正，若不是**角膜**造成的 (散光源自角膜面，通常是由於角膜形狀成為環形所造成)，那就是由**晶狀體**造成的 (散光源自環形的晶狀體面，或是傾斜的晶狀體)。散光將在第 7 章討論。

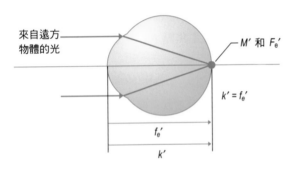

圖 3.1 屈光正常，且未經過調節的標準簡化眼睛。

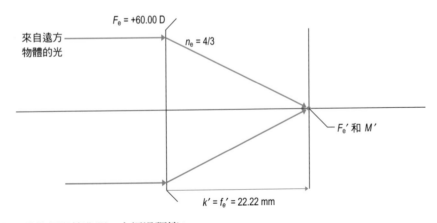

圖 3.2 屈光正常的標準簡化眼 (未經過調節)。

近視

　　未經調節的眼睛，若第二焦點 F_e' 位於黃斑部中心的**前方**，是為近視。通常也叫短視，因為由眼睛形成的焦點比簡化面的「短」。

　　在近視的情況，眼睛比它的焦距要長，因其軸長 k' 總是比焦距 f_e' 大 (圖 3.4)。與屈光正常一樣，近視也可用遠點來定義。假如遠點落在眼睛前方的有限距離處，則此無調節的眼睛為近視。這就是為什麼近視患者不用眼鏡就能看近物。遠點，即是為了要讓眼睛看得清楚，而讓物體放置的必要位置。從簡化面 F_e 到遠點的距離稱作**遠點距離**，符號為 k。近視眼的遠點

示於圖 3.5。近視用負的眼鏡 (或隱形) 鏡片來矯正。

遠視

　　未經調節的眼睛，若第二焦點 F_e' 位於黃斑部中心的**後方**，是為遠視。也稱長視，因為眼睛形成的焦點比黃斑部的位置要「長」。

　　在遠視的情況，眼睛比它的焦距短，因其軸長 k' 總是比焦距 f_e' 小 (圖 3.6)。如同屈光正常與近視，遠視也可根據遠點來定義。假如遠點落在眼睛後方的有限距離處，則這個無調節的眼睛是遠視的。在遠視的情況，物體需放在

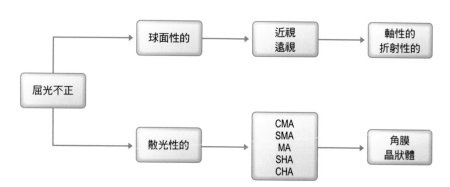

圖 3.3　屈光不正的分類。CHA，複合型遠視的散光；CMA，複合型近視的散光；MA，混合型散光；SHA，單純的遠視型散光；SMA，單純的近視型散光。

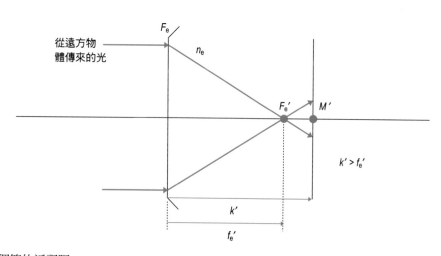

圖 3.4　無調節的近視眼。

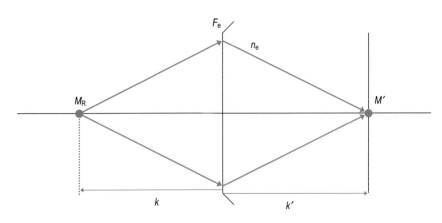

圖 3.5　無調節的近視眼其遠點的位置 (M_R)。

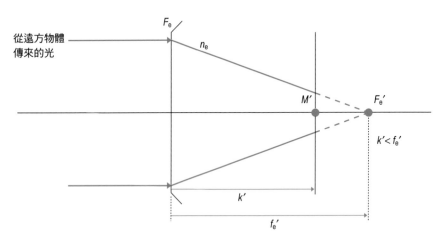

圖 3.6　無調節的遠視眼。

眼睛的後方才看得清楚，而這當然是不可能做到的！從簡化面 F_e 到遠點的距離同樣稱遠點距離，符號為 k。遠視眼的遠點示於圖 3.7。遠視用正的眼鏡（或隱形）鏡片來矯正。

球面性屈光不正的分類

　　如圖 3.3 所概述的，球面性屈光不正有幾個成因：基本上，眼睛不是太長，就是太短（軸性屈光不正）；或屈光力不是太強，就是太弱（折射性屈光不正）。

　　所有的分類與比較，都是參考第 2 章所講

的標準簡化屈光正常眼。就**軸性屈光不正**而言，簡化眼的軸長與標準簡化屈光正常眼的軸長 (22.22 mm) 相比，不是過長，就是過短。在**折射性屈光不正**的情況，簡化面的屈光力不是大於，就是小於標準簡化屈光正常眼簡化面的屈光力 +60.00 D。

　　由於任何曲面的屈光力，取決於其材料與形狀，折射性屈光不正有兩個可能的成因：**曲率性屈光不正**和**指數性屈光不正**。當簡化面的曲率半徑長於或短於標準簡化眼簡化面的曲率半徑時，即發生曲率性屈光不正；當眼睛的折

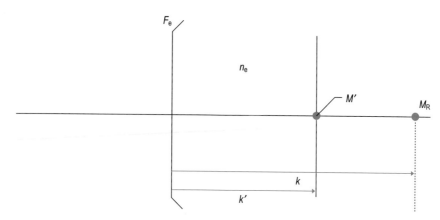

圖 3.7 無調節的遠視眼其遠點的位置 (M_R)。

射率大於或小於標準簡化眼的折射率時，即為指數性屈光不正。為參考起見，將標準簡化屈光正常眼的參數整理如下：

簡化面的屈光力：F_e = +60.00 D

簡化面的曲率半徑：r_e = +5.556 mm

折射率：n_e = 4/3

軸長：k' = 22.22 mm

軸性近視

當眼睛的長度大於 22.22 mm 時，就會發生軸性近視。這讓第二主焦點形成在黃斑部前方。在軸性近視的情況，簡化眼的參數如下：

F_e = +60.00 D 及 r_e = +5.556 mm

n_e = 4/3

軸長：k' > 22.22 mm

因為眼睛的軸長比標準簡化眼的軸長要長，眼睛是近視的。

曲率性近視

這是折射性近視的其中一種類型，意謂眼睛的屈光力大於 +60.00 D。當簡化眼的曲率半徑短於 (也就因此屈光度強於) 標準簡化屈光正常眼的曲率半徑，就發生曲率性近視。由於眼睛的屈光力大於 +60.00 D，第二主焦點形成於黃斑部前方。在曲率性近視的情況，簡化眼的參數為：

軸長：k' = 22.22 mm

F_e > +60.00 D，因為 r_e < +5.556 mm

n_e = 4/3

指數性近視

這也是折射性近視的一種 (眼睛的屈光力 > +60.00 D)。可是，這一次不是形狀造成，而是材料。指數性近視，是因為眼睛的折射率大於標準簡化眼的折射率。只要簡化面的曲率半徑是標準的 +5.556 mm，較高的折射率會造成眼睛的屈光力大於 +60.00 D，讓第二主焦點形成在黃斑部前方。指數性近視是真實存在的，常見於與年齡相關的介質改變，好發在年老族群。在老年人，近視的增加常是核硬化造成晶狀體混濁的跡象。在指數性近視的情況，簡化眼的參數為：

軸長：k' = 22.22 mm

F_e > +60.00 D 及 r_e = +5.556 mm

n_e > 4/3

當你試圖了解曲率性與指數性近視時，記得：

$$F_e = \frac{n_e - 1}{r_e}$$

藉由增加 n_e 的值,或是減少 r_e 的值,可以提升 F_e 的值。

軸性遠視

當眼睛的長度小於 22.22 mm,會發生軸性遠視。這讓第二主焦點形成在黃斑部後方。在軸性遠視的情況,簡化眼的參數為:

軸長:$k' < 22.22$ mm

$F_e = +60.00$ D 及 $r_e = +5.556$ mm

$n_e = 4/3$

因為眼睛的軸長比標準簡化眼的軸長要短,眼睛是遠視的。

曲率性遠視

再一次,這是折射性遠視的其中一種,意謂眼睛的屈光力小於 +60.00 D。當簡化面的曲率半徑長於 (也就因此屈光度弱於) 標準簡化屈光正常眼的曲率半徑,就發生曲率性遠視。由於眼睛的屈光力小於 +60.00 D,第二主焦點形成在黃斑部的後方。在曲率性遠視的情況,簡化眼的參數為:

軸長:$k' = 22.22$ mm

$F_e < +60.00$ D 因為 $r_e > +5.556$ mm

$n_e = 4/3$

指數性遠視

這也是折射性遠視的一種 (眼睛的屈光力 < +60.00 D)。再一次,成因不是曲率半徑 (形狀),而是材料。指數性遠視,是因為眼睛的折射率低於標準簡化眼的折射率。只要簡化面的曲率半徑是標準的 +5.556 mm,較低的折射率就會造成眼睛的屈光力小於 +60.00 D,讓第二主焦點形成在黃斑部的後方。可是,不像近視的情況,指數性遠視在實際的眼睛並不存在。在指數性遠視的情況,簡化眼的參數為:

軸長:$k' = 22.22$ mm

$F_e < +60.00$ D 及 $r_e = +5.556$ mm

$n_e < 4/3$

第 3 章的結語

我們在這一章討論了:

- 屈光正常與屈光不正的定義。
- 球面性屈光不正的分類。

進階閱讀

Tunnacliffe A H (1993) *Introduction to Visual Optics*. Association of the British Dispensing Opticians, London.
Rabbetts R B B (1998) *Bennett and Rabbetts' Clinical Visual Optics*. Butterworth-Heinemann, Oxford.

球面性屈光不正的矯正

簡介

在視光學領域裡，常常要進行眼鏡與眼屈光的計算。因此，讀者要具備迎刃而解此類問題的能力。本章其他的課題，譬如頂點距離與有效性，在臨床實務上是每天都會遇到的，所以本章的內容包含理論與實務上的應用。

本章內容

- 眼與眼鏡屈光
- 屈光不正的眼鏡矯正
- 頂點距離
- 方程式與表示式的綜整
- 基本的簡化眼計算

眼與眼鏡屈光

眼屈光，即無調節的眼睛，為了在黃斑部形成清晰的像，而在簡化面上量到的所需聚散。眼屈光的符號為 K，單位為屈光度 (D)。由於隱形眼鏡直接與眼睛接觸，所以眼屈光常被比喻為隱形眼鏡的屈光力，雖然嚴格來講不是如此。

眼鏡屈光，即無調節的眼睛，為了在黃斑部形成清晰的像，而在眼鏡鏡片平面上量到的所需聚散。眼鏡屈光常用的符號有 F、F_{sp} 與 F_v'，其單位也是屈光度。不像隱形眼鏡，眼鏡鏡片與眼睛間有一個距離，這個距離稱為**頂點距離**，定義為「從角膜頂點到鏡片上中心視點的距離」。如果鏡片在任一方位的屈光力在 $\pm5.00\,D$ 以上，其眼鏡處方應一併提供頂點距離。例如，$-5.00/-1.00 \times 130\ @\ 12\,mm$，此處「@ 12 mm」為驗光師試鏡架或折射器頭的頂點距離。特定的人，在特定的時間，其眼屈光是恆定的，但是眼鏡屈光卻會隨著頂點距離而異。頂點距離在本章後面有詳細討論。

了解如何在眼鏡屈光 F_{sp} 與眼屈光 K 間轉換是很重要的。這可由下列方程式簡單執行：

$$F_{sp} = \frac{K}{1+(dK)}$$

及：

$$K = \frac{F_{sp}}{1-(dF_{sp})}$$

或是利用順向與後退的光線追跡。在上面的方程式，K 是眼屈光，以屈光度表示，F_{sp} 是眼鏡屈光，單位為屈光度，d 是矯正用眼鏡鏡片的頂點距離，以公尺為單位。從基本觀念，K 與 F_{sp} 的計算顯示在圖 4.1 與 4.2。注意遠點距離 k 的倒數為眼屈光 K，反之亦然。

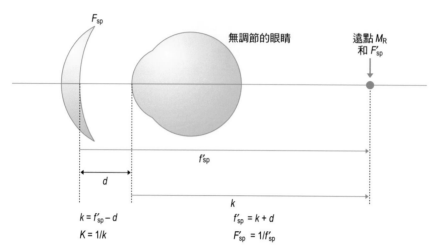

$$k = f'_{sp} - d$$
$$K = 1/k$$

$$f'_{sp} = k + d$$
$$F'_{sp} = 1/f'_{sp}$$

圖 4.1 在遠視情況的眼屈光 K，與眼鏡屈光 F_{sp}。

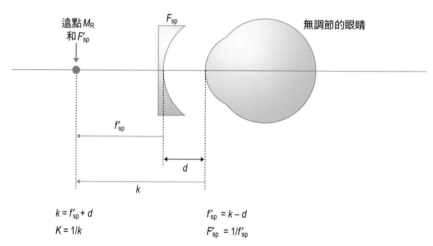

$$k = f'_{sp} + d$$
$$K = 1/k$$

$$f'_{sp} = k - d$$
$$F'_{sp} = 1/f'_{sp}$$

圖 4.2 在近視情況的眼屈光 K，與眼鏡屈光 F_{sp}。

屈光不正的眼鏡矯正

讀下面段落時，請特別小心注意圖 4.3 與 4.4。以下的敘述，對於如何利用眼鏡鏡片來矯正屈光不正非常重要，對近視與遠視的矯正皆適用：

矯正鏡片的第二主焦點必須與屈光不正眼的遠點重合。

圖 4.3 圖解遠視的眼鏡矯正，圖中顯示入射到眼鏡鏡片的平行光會聚了。假如將眼睛從圖 4.3 移開，會聚光將聚焦在第二主焦點 F'_{sp}。

假如鏡片要能矯正遠視，如圖 4.3，則矯正鏡片的 F'_{sp} 必須與眼睛的遠點 M_R 重合。當然，在遠視的情況，M_R 在眼睛後方，由於離開鏡片的會聚光，到達簡化面時，又經過進一步折射 (會聚)，最後成像在黃斑部 M'，也就矯正了遠視。

圖 4.4 圖解近視的眼鏡矯正，圖中顯示入射到眼鏡鏡片的平行光發散了。假如將眼睛從圖移開，發散光在鏡片左方形成一個虛焦點 (像)。現在正是好時機，讓我們來回憶一些基本幾何光學，以及如何用負透鏡形成第二主焦

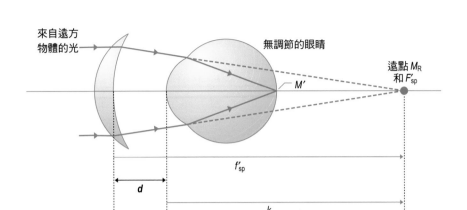

圖 4.3 遠視的眼鏡矯正。

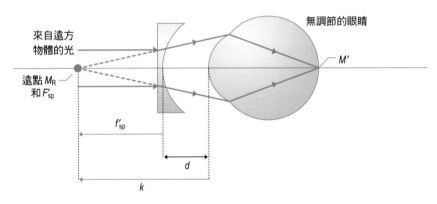

圖 4.4 近視的眼鏡矯正。

點 F'_{sp}。發散光必須往回追溯，以找出第二主焦點的位置。假如鏡片要能矯正近視，如圖 4.4 的情況，則矯正鏡片的 F'_{sp} 必須與位於眼睛前方的遠點重合。當離開鏡片的發散光到達簡化面時，經過折射 (會聚)，成像在黃斑部 M'，近視也就矯正了。視光學的學生要能夠解釋，並用圖說明近視與遠視的眼鏡矯正。表 4.1 彙整簡化眼用到的術語。

請留意，當你的計算牽涉屈光度時，任何距離都必須以公尺表示。雖然常常在算完後，又需要轉換回毫米。

簡化眼的**屈光長度**為緊鄰簡化面右側的聚散值，符號為 K'。

頂點距離

在前面的段落，已介紹並定義了「頂點距離」這個詞。在用眼鏡矯正屈光不正這件事上，眼鏡鏡片的頂點距離扮演了很重要的角色，因為為了看遠的眼鏡鏡片，其有效屈光力取決於鏡片相對於眼睛的位置。了解以下這點非常重要：任一透鏡移離眼睛，都會變得更加的**正** (positive)。亦即，假如放的位置**遠離**眼睛，正的眼鏡鏡片會變得**更強** (更大的正數)，負的眼鏡鏡片會變得**更弱** (較少的負數或是較正)。這些效果常被老花眼患者，尤其是無晶狀體者 (指患者缺乏晶狀體或眼內透鏡 〔intraocular lens〕) 拿來利用，以加強短距視

表 4.1 簡化眼術語的彙整

術語	符號
眼鏡屈光	F、F_{sp}（薄透鏡）或 F'_v（厚透鏡）
眼屈光	K
遠點距離	k
頂點距離	d
簡化面屈光力	F_e
簡化面焦距	f'_e
屈光長度	K'
簡化眼折射率	n_e
軸長	k'

力。如前面提過的，如果一個鏡片在任一方位的屈光力在 ±5.00 D 以上，則其眼鏡處方應附有頂點距離。那為什麼中高度數的處方需要頂點距離呢？如上面所提，將透鏡移離或移近眼睛，其有效屈光力將改變，而且對所有的透鏡來說，只要移離眼睛，都會變得更加的正。這意謂負透鏡若移離眼睛，將變得較弱（因此要達到同樣的效果，就需要一個較強的透鏡來補償），而正透鏡將變得較強（因此需要較弱的透鏡來補償）。若將透鏡移近眼睛，情況就反過來。

如果若開業者拿到 ±5.00 D 以上的處方，有三個選擇：

1. 確定所選的鏡架，能坐落在指定的頂點距離上。
2. 選擇坐落在不同頂點距離的鏡架，但也因此得跟著變更鏡片的屈光力。
3. 選擇另一個能適合指定頂點距離的鏡架。

利用下列方案可以達到上面第二點：

- 焦距與聚焦能力的知識
- 適當的轉換圖表
- 適當的公式
- 一步一步試

如何利用基本原理補償頂點距離的改變

眼鏡鏡片要能矯正眼睛，其第二主焦點 F'_{sp} 必須與眼睛的遠點重合。從鏡片到 F'_{sp} 的距離，即是鏡片的焦距 f'_{sp}。在遠視的情況，f'_{sp} 即為頂點距離 d 與遠點距離 k 的和；在近視的情況，f'_{sp} 為 k 與 d 的差。假如鏡片移到了不是頂點距離指定的位置，則 F'_{sp} 不再與 M_R 重合。如要 F'_{sp} 回到 M_R 的位置，鏡片的焦距就要改變。在正透鏡的情況（圖 4.5），假如增加頂點距離，F'_{sp} 會落在 M_R 的左邊，並且為了補償頂點距離的改變，矯正鏡片的焦距必須增加，以便將 F'_{sp}「推」回再度與 M_R 重合，這樣的結果就需要較弱的鏡片。如果頂點距離減短了，為了要有較短的焦距，就需要較強的鏡片。

就近視矯正的情況（圖 4.6），即使遠點位在眼睛的前方，F'_{sp} 與 M_R 必須再次重合。再一次，要能夠經由調整焦距，而允許鏡片有任何離開頂點距離指定位置的移動。在負透鏡的情況，假如增加頂點距離，F'_{sp} 落在 M_R 的左邊，為了補償頂點距離的改變，矯正鏡片的焦距必須減少，以便將 F'_{sp}「拉」回與 M_R 重合，這樣的結果就需要較強的鏡片。如果減少了頂點距離，為了要有較長的焦距，就需要較弱的鏡片。

不管是正的或是負的透鏡，調整焦距總是等同於改變頂點距離。處理負透鏡時，暫時忽略負號來進行相加，是個不錯的主意。加法完成後，再把負號放回去。如同光學裡的所有計算，每次算完後都要問自己：「我的答案合理嗎？」

沒有補償頂點距離的變更，其造成的屈光力改變，會影響視力清晰度。戴著強正鏡片的患者，有時會把眼鏡下拉到鼻頭來閱讀，這樣的行為增加了頂點距離，產生了讓鏡片更強的效果，從而幫助了閱讀！隱形眼鏡是頂點距離很重要的另一個例子，因為患者的隱形眼鏡度數常與眼鏡度數不同。這是由於接觸眼睛的隱

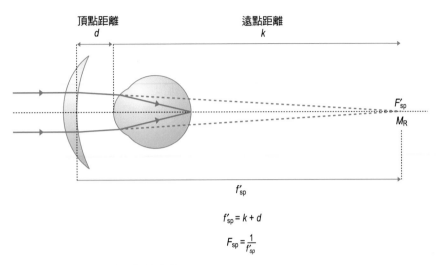

$$f'_{sp} = k + d$$

$$F_{sp} = \frac{1}{f'_{sp}}$$

圖 4.5 在遠視矯正的情況，頂點距離的意義。

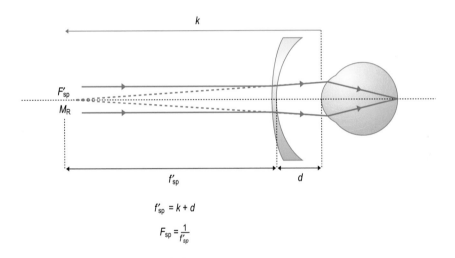

$$f'_{sp} = k + d$$

$$F_{sp} = \frac{1}{f'_{sp}}$$

圖 4.6 在近視矯正的情況，頂點距離的意義。

形眼鏡鏡片，其有效頂點距離為零，而眼鏡鏡片處方裡則有個大約 12 mm 的頂點距離。不同頂點距離下的鏡片屈光力，舉例於表 4.2。在計算隱形眼鏡的屈光力時，要假設頂點距離零。

　　檢視表 4.2，透露三個重點：

1. 假如頂點距離增加，就需要較弱的正透鏡，或是較強的負透鏡。

2. 假如頂點距離減少，就需要較強的正透鏡，或是較弱的負透鏡。

3. 屈光力愈高，頂點距離改變的影響愈大。

　　頂點距離可以用頂點距離量測器，或簡單使用 mm 尺來測量 (圖 4.7 與 4.8b)。與傳統陡峭的鏡片相比，目前使用的較平鏡片讓這類測量更容易些，也更準確，因為鏡架的面更接近鏡片的後頂點。大部分試鏡架在兩側有毫

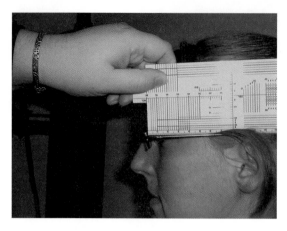

圖 4.7　以毫米尺測量頂點距離。

米刻度，可用來測量鏡片指定的頂點距離 (圖 4.8a)。有時候，當眼鏡鏡架配戴的位置，並非位於指定的頂點距離時，就會造成新配的眼鏡令人難以忍受。當你想要解決任何問題時，多知道一些線索總是好的，無論這些線索是根據臨床經驗，或是經由病人口述所得。針對這個特別的問題，其可能的線索如下：

- 病人有中高程度的近視或遠視 (對低屈光力鏡片，這個情況不太可能發生)。
- 病人眼睛向前直視時，通常對視力不太滿意。

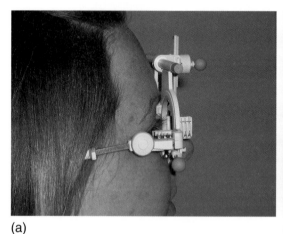

(a)

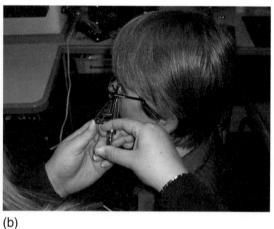

(b)

圖 4.8　(a) 試鏡架上頂點距離的測量刻度。(b) 以頂點距離量測器測量頂點距離。

表 4.2　眼鏡 vs. 隱形眼鏡處方

處方	頂點距離 10 mm (D)	頂點距離 14 mm (D)	隱形眼鏡 (D)
+4.00 D at 12	+4.03	+3.97	+4.20
+6.00 D at 12	+6.07	+5.93	+6.47
+8.00 D at 12	+8.13	+7.87	+8.85
+10.00 D at 12	+10.20	+9.80	+11.36
−4.00 D at 12	−3.97	−4.03	−3.82
−6.00 D at 12	−5.93	−6.07	−5.60
−8.00 D at 12	−7.87	−8.13	−7.30
−10.00 D at 12	−9.80	−10.20	−8.93

當與 12 mm 的頂點距離比較時，這些數值是真正所需的屈光力。

- 病人可能說：「我的新眼鏡沒有我的舊眼鏡好。」
- 病人可能說：「當眼鏡放的離我的臉近一些（或遠一些）時，可以看得更清楚。」

　　良好的溝通非常重要。也許你可能會想，某個鏡框非常適合病人，而這個鏡框也和試鏡架一樣坐落在相同的頂點距離，但病人可能喜歡把眼鏡稍微往下戴一些。所以聰明的做法，便是和病人確認鏡架戴起來舒不舒服，是不是有戴在他們喜歡戴的位置。比較一下新鏡架與他們舊眼鏡的位置是個好主意。為補償頂點距離的改變，所需的方程式如下。

　　假如頂點距離減少：

$$F_{\text{new}} = \frac{F_{\text{old}}}{1 - (dF_{\text{old}})}$$

　　假如頂點距離增加：

$$F_{\text{new}} = \frac{F_{\text{old}}}{1 + (dF_{\text{old}})}$$

　　兩個表示式裡，d（以公尺為單位）代表頂點距離的改變，而不是頂點距離本身。

　　散光將會在第 7 章討論。不過我們必須先在這裡提到：處理散光的處方時，同時補償球與柱的屈光是不正確的。每一個主屈光力必須依順序來補償。最後的結果可以重寫為一般的 sph-cyl（球面的 – 柱面的）形式。

方程式與表示式的綜整

眼與眼鏡屈光

$$F_{\text{sp}} = \frac{K}{1 + (dK)} \qquad K = \frac{F_{\text{sp}}}{1 - (dF_{\text{sp}})}$$

d 必須以公尺表示。

眼屈光與遠點距離

$$K = \frac{1}{k} \qquad k = \frac{1}{K}$$

軸長與屈光長度

$$k' = \frac{n_{\text{e}}}{K'} \quad \text{和} \quad K' = \frac{n_{\text{e}}}{k'}$$

眼屈光、簡化面屈光力與屈光長度

$$K' = K + F_{\text{e}}$$

焦距與簡化面的屈光力

$$f_{\text{e}}' = \frac{n_{\text{e}}}{F_{\text{e}}} \quad \text{和} \quad F_{\text{e}} = \frac{n_{\text{e}}}{f_{\text{e}}'}$$

f_{e}' 應以公尺表示。

為了頂點距離補償的方程式

假如頂點距離減少：

$$F_{\text{new}} = \frac{F_{\text{old}}}{1 - (dF_{\text{old}})}$$

假如頂點距離．增加：

$$F_{\text{new}} = \frac{F_{\text{old}}}{1 + (dF_{\text{old}})}$$

d 必須以公尺表示。

基本的簡化眼計算

例題 4.1

對下列每一個簡化眼，求其眼屈光 (K)，並且敘述其屈光不正的類型。假設六個眼睛的折射率都為 4/3：

1. 遠點距離 (k) + 25 cm，軸長 (k') 22.22 mm。
2. 簡化面的屈光力 (F_{e}) + 64.00 D，軸長 (k') 20.833 mm。
3. 屈光長度 (K') + 60.00 D，簡化面的屈光力 (F_{e}) + 66.00 D。
4. 屈光長度 (K') + 58.00 D，簡化面的屈光力 (F_{e}) + 62.00 D。
5. 簡化面的曲率半徑 (r_{e}) + 6.410 mm，軸長 (k') 22.22 mm。

6. 簡化面的曲率半徑 (r_e) + 5.556 mm，遠點距離 (k) − 12.50 cm。

簡化眼 (1)

眼屈光 K 可由遠點距離 k 輕鬆算出。所需的表示式 (k 用公尺為單位) 是：

$$K = \frac{1}{k} = \frac{1}{+0.25} = +4.00 \text{ D}$$

由於給的軸長是標準的值，此眼必有**折射性遠視**。

簡化眼 (2)

檢視題目給的數據，顯示簡化面的屈光力與軸長都不是標準值。由於給了軸長，屈光長度可由下式計算：

$$K' = \frac{n_e}{k'} = \frac{4/3}{0.020833} = +64.00 \text{ D}$$

眼屈光 K 可由下式求出：

$$K' = K + F_e$$

再整理成為：

$$K = K' - F_e = +64.00 - (+64.00) = 0.00 \text{ D}$$

這個非標準的簡化眼是**屈光正常**的。

簡化眼 (3)

只要眼睛的折射率為 4/3，則屈光長度為 +60.00 D 的眼睛，其軸長為 22.22 mm。這可由下式證實：

$$k' = \frac{n_e}{K'} = \frac{4/3}{+60.00} = 0.02222 \text{ m}$$

眼屈光可由下式求出：

$$K = K' - F_e = +60.00 - (+66.00) = -6.00 \text{ D}$$

這個情況下的屈光不正，是**折射性近視**。

簡化眼 (4)

在這個例子，簡化面的屈光力與屈光長度都不是標準值。因此這邊的屈光不正，是**軸性與折射性的混合**。軸長可由下式求出：

$$k' = \frac{n_e}{K'} = \frac{4/3}{+58.00} = 0.02299 \text{ m}$$

所以軸長為 22.99 mm。眼屈光可由下式求出：

$$K = K' - F_e = +58.00 - (+62.00) = -4.00 \text{ D}$$

簡化眼 (5)

在這個例子，由於簡化眼的軸長為標準值 22.22 mm，屈光不正的成因必是折射性。由於誤差是因為簡化面的曲率半徑非為標準的 5.556 mm 所造成，此例的屈光不正可描述為**曲率性屈光不正**。由於給的曲率半徑比 5.556 mm 長 (或較平)，屈光不正實際上是**曲率性遠視**。簡化面的屈光力 F_e 可由下式求出：

$$F_e = \frac{n_e - 1}{r_e} = \frac{4/3 - 1}{+0.006410} = +52.00 \text{ D}$$

屈光長度可由下式算出：

$$K' = \frac{n_e}{k'} = \frac{4/3}{0.02222} = +60.00 \text{ D}$$

眼屈光則可由下式算出：

$$K = K' - F_e = +60.00 - (+52.00) = +8.00 \text{ D}$$

如預期的，此眼的屈光不正為**曲率性屈光不正**。

簡化眼 (6)

在這個例子，簡化面的曲率半徑為標準的 5.556 mm。假如眼睛的折射率為 4/3，簡化面的屈光力為 +60.00 D。

$$F_e = \frac{n_e - 1}{r_e} = \frac{4/3 - 1}{+0.005556} = +60.00 \text{ D}$$

因此屈光不正的成因是**軸性的**。眼屈光可利用遠點距離（永遠以公尺代入）算出。

$$K = \frac{1}{k} = \frac{1}{-0.125} = -8.00\ \text{D}$$

因此，這個例子的屈光不正是**軸性近視**。

例題 4.2

具有軸性近視的簡化眼，用一片位於 14 mm 頂點距離的 −6.00 D 薄透鏡來矯正，求眼屈光與軸長。

使用題目給的所有資訊是非常重要的。這裡最重要的字是軸性的，因為這個字告訴我們，這邊要處理的眼睛，其屈光不正的確切類型。使用軸性這個字，意謂眼睛的長度有什麼地方不對，但屈光力和折射率是正常的。在我們開始動手計算前，我們知道 $F_e = +60.00\ \text{D}$，$n_e = 4/3$ 與 $k' \neq 22.22\ \text{mm}$。由於眼睛是近視的，因此 k' 會大於 22.22 mm，由此我們可以預期答案會大於 22.22 mm！

由於眼鏡鏡片的屈光力（眼鏡屈光 F_{sp}）已知，首先我們可以利用下式求眼屈光：

$$K = \frac{F_{sp}}{1-(dF_{sp})}$$

$$K = \frac{-6.00}{1-(0.014 \times -6.00)} = -5.53\ \text{D}$$

要計算軸長，我們需要先知道屈光長度：

$$K' = K + F_e \quad K' = -5.53 + (+60.00) = +54.46\ \text{D}$$

$$k' = \frac{n_e}{K'} \qquad k' = \frac{4/3}{+54.46} = 0.02448\ \text{m}$$

因此眼睛的軸長為 24.48 mm；根據計算開始前的假設，這個值幾乎確定是正確的！每次都要在計算之後，問自己這個問題：「我的答案看似合理嗎？」一般以毫米來表示軸長。

例題 4.3

具有折射性遠視的簡化眼，其眼屈光為 +8.00 D。求在 10 mm 處的眼鏡屈光，以及簡化面的焦距。

再一次謹慎看懂問題，題目說眼睛具有折射性遠視，因此簡化面的屈光力不等於 +60.00 D。遠視眼的屈光力，比標準簡化屈光正常眼要弱，所以我們應預期 F_e 要小於 +60.00 D。折射性這個字告訴我們軸長與折射率分別為標準的 22.22 mm 與 4/3。

因為我們已知眼屈光，我們可以做的第一件事，是算出給定頂點距離的眼鏡屈光：

$$F_{sp} = \frac{K}{1+(dK)}$$

$$F_{sp} = \frac{+8.00}{1+(0.010 \times +8.00)} = +7.41\ \text{D}$$

為了求簡化面的焦距，我們需要知道簡化面的屈光力。我們已知：

$$K' = K + F_e$$

上式可以簡單整理為：

$$F_e = K' - K$$

題目裡用了折射性這個字，告訴了我們 k' 的值 (22.22 mm)，所以我們用：

$$K' = \frac{n_e}{k'}$$

可用下式來求屈光長度，以及簡化面的屈光力：

$$K' = \frac{4/3}{0.02222} = +60.00\ \text{D}$$

要注意，上面的方程式包含了距離和屈光度，所以 k' 是用公尺代入。簡化面的屈光力現在可用下式求出：

$$F_e = K' - K \quad F_e = +60.00 - (+7.41) = +52.59\ \text{D}$$

又一次，答案符合我們計算前的預測。為求簡化面的焦距，利用式子：

$$f'_e = \frac{n_e}{F_e} \qquad f'_e = \frac{4/3}{+52.59} = +0.02535\ \text{m}$$

簡化面的焦距因此為 +25.35 mm。由於這眼睛的軸長為 22.22 mm(假設的，基於誤差為折射性)，因此焦點落在眼睛後方，也就是說，這個眼睛是遠視的！又一次，我們確定答案合理。

例題 4.4

處方寫明 +5.00 D 位在 10 mm。最後鏡片配在頂點距離 16 mm 處。請問最後鏡片的屈光力為何？

在這個例子，配好後的最後鏡片還要再多遠離眼睛 6 mm。由於頂點距離增加了，我們需要用方程式：

$$F_{\text{new}} = \frac{F_{\text{old}}}{1 + (dF_{\text{old}})}$$

此處 $F_{\text{old}} = +5.00$ 且 $d = 0.006\ \text{m}$。代入上面方程式：

$$F_{\text{new}} = \frac{+5.00\ \text{D}}{1 + (0.006 \times +5.00)} = +4.85\ \text{D}$$

因此，最後鏡片的屈光力為 +4.85 D。就像前文預測過的，「新」鏡片要**較弱**些，以反映因**增加**正透鏡的頂點距離，而需要**較長**的焦距。不要忘記，一個在 16 mm 處的 +4.85 D 透鏡，與一個在 10 mm 處的 +5.00 D 透鏡，效果一樣。這就是有效性計算的目的，確保效果必須維持一樣！

例題 4.5

處方寫明 −10.00 D 位在 16 mm。最後鏡片配在頂點距離 12 mm 處。請問最後鏡片的屈光力為何？

在這個例子，配好後的最後鏡片還要再多靠近眼睛 4 mm。由於頂點距離減少了，我們需要用方程式：

$$F_{\text{new}} = \frac{F_{\text{old}}}{1 - (dF_{\text{old}})}$$

此處 $F_{\text{old}} = -10.00$，以及 $d = 0.004\ \text{m}$。代入上面方程式得到：

$$F_{\text{new}} = \frac{-10.00}{1 - (0.004 \times -10.00)} = -9.61\ \text{D}$$

一如預期，「新」鏡片要**更弱**些，以反映因**減少**負透鏡的頂點距離，而需要**較長**的焦距。

例題 4.6

對軸長為 24.500 mm，且折射率 1.3475 的簡化眼，計算其在 10 mm 處薄矯正透鏡的屈光力。簡化面的屈光力為 +59.762 D。

這是目前第一個使用「非標準」折射率的題目。由於已知軸長與折射率，故可求出屈光長度。又因為簡化面的屈光力也已給出，因此 K 以及 F_{sp} 可以算出來。

為求屈光長度，利用：

$$K' = \frac{n_e}{k'}$$

$$K' = \frac{1.3475}{0.0245} = +55.00\ \text{D}$$

現在再用：

$$K' = K + F_e$$

上面公式經簡單整理後：

$$K = K' - F_e$$
$$K = +55.00 - (+59.762) = -4.762\ \text{D}$$

並且從 K 轉成 F_{sp}，可利用：

$$F_{sp} = \frac{K}{1+(dK)}$$

頂點距離為 10 mm，須以公尺代入。

$$F_{sp} = \frac{-4.762}{1+(0.01 \times -4.762)} = -5.00\,\text{D}$$

由此可知，10 mm 處的薄矯正透鏡的屈光力為 −5.00 D。

例題 4.7

軸性近視簡化眼的遠點在簡化面之前 10 cm，試求：

- 眼屈光
- 軸長
- 配在 11.5 mm 處的薄眼鏡鏡片的屈光力。

假如遠點距離已知，眼屈光為：

$$K = \frac{1}{k}$$

這個例子中的眼睛是近視，所以 $k = -10\,\text{cm}$。當利用上面的式子計算時，k 要用公尺代入。

$$K = \frac{1}{-0.1} = -10.00\,\text{D}$$

由此得知眼屈光為 −10.00 D。
軸長須由下式求出：

$$k' = \frac{n_e}{K'}$$

因此，我們須先求得 K'：

$$K' = K + F_e$$

由於眼睛是軸性近視，我們可假設 $F_e = +60.00\,\text{D}$，我們也可假設 $n_e = 4/3$：

$$K' = -10.00 + (+60.00) = +50.00\,\text{D}$$

軸長因此為：

$$k' = \frac{4/3}{+50.00} = 0.026667\,\text{m}$$

此近視眼的軸長為 26.67 mm。這個答案很合理，因為軸性近視眼應該會有大於 22.22 mm 的軸長。

現在可利用下式求出在 11.5 mm 處的眼鏡鏡片屈光力：

$$F_{sp} = \frac{K}{1+(dK)}$$

頂點距離已知為 11.5 mm，需以公尺代入：

$$F_{sp} = \frac{-10.00}{1+(0.0115 \times -10.00)} = -11.30\,\text{D}$$

因此，在 11.5 mm 處薄矯正鏡片的屈光力為 −11.30 D。眼鏡屈光大於眼屈光。對近視眼而言，這是預期的結果。

例題 4.8

折射性屈光不正的簡化眼，用焦距 12.5 cm、位在頂點距離 12 mm 處的薄聚焦鏡矯正。試求：

- 眼屈光
- 簡化面的屈光力。

我們要做的第一步，是找到薄鏡片的屈光力。由於鏡片是聚焦鏡，且焦距為 +12.5 cm，假如我們知道焦距，就可以求出鏡片的屈光力：

$$F_{sp} = \frac{1}{f'}$$

在這例子，$f' = +12.5\,\text{cm}$，以公尺代入：

$$F_{sp} = \frac{1}{+0.125} = +8.00\,\text{D}$$

因此而求出在 12 mm 處，眼鏡屈光為 +8.00 D。

接下來可求出眼屈光，利用以下公式：

$$K = \frac{F_{sp}}{1-(dF_{sp})}$$

$$K = \frac{+8.00}{1-(0.012 \times +8.00)} = +8.85 \, D$$

從題目中我們已知眼睛有折射性遠視，因此可假設軸長為 22.22 mm，且折射率為 4/3。屈光長度因此為：

$$K' = \frac{n_e}{k'}$$

$$K' = \frac{4/3}{0.02222} = +60.00 \, D$$

$$K' = K + F_e$$

再整理一下算式，得出：

$$F_e = K' - K$$

$$F_e = +60.00 - (+8.85) = +51.15 \, D$$

簡化面的屈光力為 +51.15 D。這結果合理，因為眼睛是折射性的遠視。

第 4 章的結語

這一章討論了：

- 解釋眼屈光與眼鏡屈光。
- 闡述球面性屈光不正的矯正。
- 基本簡化眼計算的範例說明。
- 頂點距離範例的討論與闡述。

進階閱讀

Tunnacliffe A H (1993) *Introduction to Visual Optics*. Association of the British Dispensing Opticians, London.

Rabbetts R B B (1998) *Bennett and Rabbetts' Clinical Visual Optics*. Butterworth-Heinemann, Oxford.

基本的視網膜影像

簡介

如同任何光學系統,物體也會在眼睛中形成像。這些像成在視網膜上,稱為**視網膜的像**。若眼睛沒有眼鏡、隱形眼鏡,或其他光學元件的輔助,所成的像稱為**無輔助的**,或**基本的**視網膜的像。若眼睛有眼鏡或隱形眼鏡輔助,則所成的像稱為**矯正的**,或**輔助的**視網膜的像。這章討論基本的(無輔助的)視網膜像的形成與大小。

本章內容

- 簡化眼裡的視網膜像
- 計算基本的視網膜像大小
- 遠距物體基本視網膜像的形成
- 針孔盤

簡化眼裡的視網膜像

無輔助的視網膜像的大小

　　無輔助的 (或基本的) 視網膜像的大小,為物體頂端與底端的主光線在視網膜上的交會點間的距離 (圖 5.1)。若是屈光正常的眼睛,無輔助的視網膜像會是清晰的;若是屈光不正常的眼睛,又沒經過矯正,視網膜像就會是模糊的。成在未矯正的 (無輔助的) 眼睛的視網膜像大小,用符號 h'_u 表示,下標「u」代表未矯正的,或無輔助的。參考圖 5.1:

- 假設物體在無限遠處,所以沒有給物距。
- ω 為來自物的頂端與底端之主光線間的夾角;它是遠方物體在眼處的張角,基本上就是物的「大小」。
- 從物的底端來的主光線,沒有改變方向就直接進入眼睛;而根據斯涅耳定律,從物的頂端來的光線會朝向法線折射。
- ω' 是兩條折射的光線間的夾角。
- k' 是簡化眼的軸長。
- n_e 是簡化眼的折射率。
- 假設眼睛在空氣中,故 $n = 1$。
- h'_u 是基本的 (或稱未矯正的、無輔助的) 視網膜像的大小。

　　檢視圖 5.1,顯示 h'_u 的大小可應用簡單的三角學得出:

$$h'_u = -k' \times \tan \omega'$$

　　上式裡的負號,顯示了成像是倒立的,從圖 5.1 可以很明顯的看出這點。請記得, h'_u 可以是屈光正常眼中所成的清晰影像,或是未矯正的屈光不正眼所成的模糊影像。這就是為什麼有些作者比較喜歡用「基本的」視網膜像來稱呼。

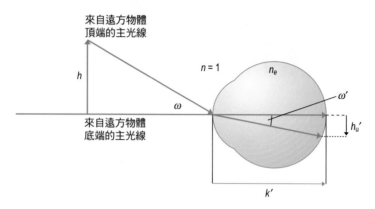

圖 5.1 遠方物體基本視網膜像的形成。

有好幾個方程式可以計算基本的視網膜像的大小。其中有些方程式只適用於當簡化眼的折射率為標準的 4/3 時；另外有些方程式，則可能牽涉非標準折射率的簡化眼。基於這個原因，要計算未矯正的 (基本的) 視網膜像的大小時，本書採用下面的表示式：

$$h'_u = -\frac{k'}{n_e}\tan\omega$$

例題 5.1
假如一遠方物體的張角為 3°，求一屈光正常眼所成視網膜像的大小。請採用標準簡化眼的常數 (參考**圖 5.1**)。

標準簡化屈光正常眼的相關常數為：

$F_e = +60.00$ D, $k' = 22.22$ mm 與 $n_e = 4/3$

利用下列表示式求出基本的 (未矯正的) 像的大小：

$$h'_u = -\frac{k'}{n_e}\tan\omega$$

$$h'_u = -\frac{22.22}{4/3}\tan 3° = -0.873 \text{ mm}$$

因此，這個標準簡化屈光正常眼所形成基本的像，其大小為 −0.873 mm。此處負號表示像是倒立的。

例題 5.2
軸性近視眼，其眼屈光為 −4.00 D，一遠方物的張角為 3°，求該近視眼內未矯正視網膜像的大小。請使用標準簡化眼的常數。

這問題稍微複雜一些，因為我們必須利用眼屈光計算軸長。由於上面的眼是軸性近視，我們立刻知道軸長大於 22.22 mm。除此之外，我們還知道眼睛折射率為 4/3，且簡化面屈光力 F_e 為 +60.00 D。要計算軸長，我們需要知道屈光長度。要計算屈光長度，可用下式：

$$K' = K + F_e$$

$$K' = -4.00 + (+60.00) = +56.00 \text{ D}$$

現在我們有 K' 了，可以利用下式：

$$k' = \frac{n_e}{K'}$$

來求 k'：

$$k' = \frac{4/3}{+56.00} = 0.02381 \text{ m}$$

因此，此眼的軸長為 23.81 mm。這結果很

合理，因為是軸性近視，所以軸長應大於標準的 22.22 mm。現在可利用下式來求未矯正視網膜像的大小：

$$h'_u = -\frac{k'}{n_e}\tan\omega$$

$$h'_u = -\frac{23.81}{4/3}\tan 3° = -0.936\,\text{mm}$$

再一次提醒，這裡的負號表示成像是倒立的。

例題 5.3

假如眼鏡屈光 (F_{sp}) 在 13 mm 處為 +6.50，且一遠方物的張角為 3°，求在軸性遠視眼內所成的未矯正視網膜像的大小。請採用標準簡化眼的常數。

這問題又更複雜了，因為我們必須從眼鏡屈光來算出眼屈光，以便得出屈光長度以及軸長。由於此眼是**軸性**遠視，我們曉得軸長**小於** 22.22 mm。接下來，我們假設眼睛的折射率為 4/3，而且簡化面屈光力為 +60.00 D。要解這個問題，我們需要算出 K、K′ 以及 k′。我們先從 F_{sp} 找 K 開始。適當的式子為：

$$K = \frac{F_{sp}}{1-(dF_{sp})}$$

(d 必須換算為公尺，m)

$$K = \frac{+6.50}{1-(0.013\times +6.50)} = +7.10\,\text{D}$$

現在我們有了 K，可以開始求 K′ 與 k′。屈光長度可由下式求出：

$$K' = K + F_e$$

代入上式，得出：

$$K' = +7.10 + (60.00) = +67.10\,\text{D}$$

最後，軸長可由下式算出：

$$k' = \frac{n_e}{K'}$$

代入後，可得：

$$k' = \frac{4/3}{+67.10} = 0.01987\,\text{m}$$

此軸性遠視眼的軸長為 19.87 mm。這答案合乎常理，因為屈光誤差是軸性的，所以軸長會小於 22.22 mm。未矯正視網膜像的大小為：

$$h'_u = -\frac{k'}{n_e}\tan\omega$$

$$h'_u = -\frac{19.87}{4/3}\tan 3° = -0.781\,\text{mm}$$

在例題 5.1、5.2 及 5.3 中，我們仔細檢視基本的視網膜像的大小，就會發現同樣大小的物 (3°)，軸長**愈長**，未矯正的（基本的）視網膜像**愈大**。

遠距物體基本的（未矯正的、無輔助的、模糊的）視網膜像的形成

想確實了解基本的視網膜像如何形成，我們必須討論**模糊盤** (blur disc) 的概念。基本的視網膜像，是由一系列的模糊盤組成，而每一個模糊盤對應物體上的一個特定點。圖 5.2 顯示的是倒立視網膜像頂端與底端的模糊盤。從物體頂端來的主光線，落在倒立視網膜像「頂部」模糊盤的中心，而從物體底端來的主光線，落在倒立像「底部」模糊盤的中心。要注意的是，為求簡化，圖 5.2 只顯示兩個模糊盤。

要記得，視網膜像上的每一個點，都會形成一個模糊盤，這些模糊盤對應物上的每一個點。模糊盤直徑的符號為 y，模糊盤的大小可以用同樣的三角學算出。模糊的視網膜像的全部

範圍，是基本的（未矯正的）像大小再加上模糊盤直徑：$|h'_u|+y$。計算模糊視網膜像之全部範圍時，負號要省略。圖 5.3 顯示的是模糊盤形成於無調節近視眼的情況。參考圖 5.3，以及利用同樣的三角學，我們得到：

$$\frac{y}{p}=\frac{k'-f'_e}{f'_e}$$

可表示成：

$$y=p\times\frac{k'-f'_e}{f'_e}$$

其中，y 即是模糊盤的大小。

無調節遠視眼裡的模糊盤示於圖 5.4。同樣

的，運用三角學可得到計算模糊盤直徑的表示式：

$$\frac{y}{p}=\frac{f'_e-k'}{f'_e}$$

可表示成：

$$y=p\times\frac{f'_e-k'}{f'_e}$$

注意，計算遠視眼裡模糊盤大小的方程式，與近視眼的不同。

在屈光正常的情況下，$f'_e=k'$，上面的式子變成零，表示用屈光正常的眼睛看遠方物體上的一點時，模糊盤直徑為零，亦即像會清楚聚焦在視網膜上。在近視的情況，隨著近視度數增加，模糊盤直徑也增加。假如瞳孔直徑一樣，且未經過矯正，高近視度數者看遠方物，要比低度數者更模糊。

在遠視的情況下，如果某人藉著調節來增加眼睛的屈光力，當到達 $F_e=K'$，也就是 $f'_e=k'$ 時，模糊盤直徑為零，形成清晰的視網膜像。另一方面，假如近視者的眼睛經過調節，他們看遠方物時，眼睛的屈光力 F_e 則與模糊盤直徑一齊增加。要注意的是，模糊盤直徑愈大，對視力的影響愈糟。如果物上的兩點要

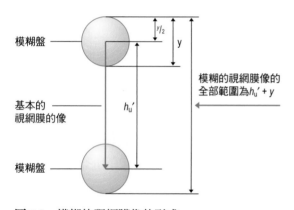

圖 5.2　模糊的視網膜像的形成。

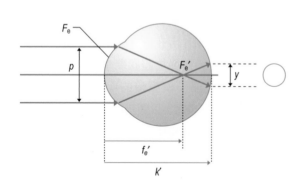

圖 5.3　在近視情況的模糊盤（無調節的眼）。

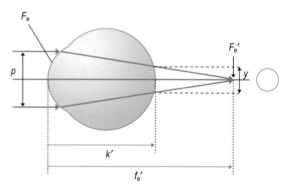

圖 5.4　在遠視情況的模糊盤（無調節的眼）。

看起來是分開的，則形成在像裡的模糊盤一定不能重疊。

針孔盤

計算模糊盤直徑的方程式顯示，如果瞳孔直徑 p 減少，模糊盤直徑 y 也會跟著減少。這就是為什麼無輔助的近視者常常提到，如果他們瞇著眼睛，就可以看得更清楚。他們常誤認為這是瞇眼的效果，其實他們做的是減少瞳孔的直徑。

在例行的眼睛檢查裡，常常會用到稱做**針孔盤**的人造瞳孔。針孔盤是不透明的圓盤，中心有一個直徑 1 mm 的小孔。假如把針孔盤放在未矯正，或只是部分矯正屈光不正眼的前方，它減小了視網膜上模糊盤的尺寸，因此該名患者應會聲稱視力有明顯的改善。

針孔試驗是驗光師用來檢測，是否能用眼鏡鏡片來改善患者視力的方法。若針孔試驗無法改善視力，表示患者可能因其他病理學而影響了視力。針孔盤的臨床運用會在第 10 章討論。有一點值得注意，如果某人的瞳孔直徑，比一般人的平均瞳孔直徑要小（比如只有 2 mm)，那他就能夠比瞳孔大的人更能忍受模糊。某些人近視度數低，但瞳孔直徑很大，這些人看遠物時，可能會比其他有較大眼屈光、但瞳孔較小的人還要更模糊。

針孔盤圖示在圖 5.5。圖 5.6 顯示的是模糊的像 (視網膜上的字母 E)，如果模糊盤較小，就會較容易辨認。在圖 5.6a，模糊盤大到跨過字母的邊側並重疊，影像對比減少了，讓字母可能無法辨識。如果模糊盤相對較小 (如圖 5.6b)，影像對比仍然很高，字母就可以辨認出來。綜合來說，當模糊盤的直徑對於字母來說相對大時，字母的模糊影像較不易辨認。這可用模糊比來形容：

$$模糊比 = \frac{模糊盤的直徑}{未矯正眼中之視網膜像的大小}$$

例題 5.4

求形成於軸性近視眼內模糊視網膜像的大小，假如眼屈光為 –6.00 D，遠物的張角為 3°，瞳孔直徑是 4 mm。請採用標準簡化眼的常數。

這一題要計算的是模糊視網膜像的大小，即基本視網膜像的大小與模糊盤的和，這可以表示為：$|h'_u| + y$。因此我們必須先求基本的視網膜像的大小，與模糊盤直徑。我們可利

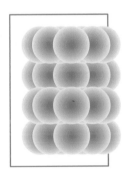

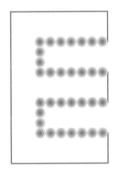

（a）模糊盤直徑大，影像不可能清晰。

（b）模糊盤直徑小，影像較清晰。

圖 5.6 模糊盤的視覺效果：(a) 大直徑的模糊盤，影像不可能清晰。(b) 小直徑的模糊盤，影像較可能清晰。

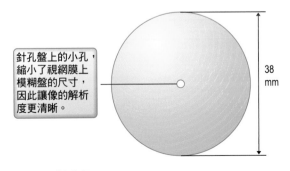

針孔盤上的小孔，縮小了視網膜上模糊盤的尺寸，因此讓像的解析度更清晰。

38 mm

圖 5.5 針孔盤。

用眼屈光與題目給的訊息來計算眼軸長。由於是軸性近視眼，我們可以馬上得知軸長大於 22.22 mm。眼睛折射率為 4/3，簡化面屈光力為 +60.00 D。要知道軸長，我們需要先求屈光長度，利用下式：

$$K' = K + F_e$$

$$K' = -6.00 + (+60.00) = +54.00 \, D$$

$$k' = \frac{n_e}{K'} \qquad k' = \frac{4/3}{+54.00} = 0.02469 \, m$$

得出眼軸長為 24.69 mm。未矯正視網膜像的大小可由下式得出：

$$h'_u = -\frac{k'}{n_e} \tan \omega$$

$$h'_u = -\frac{24.69}{4/3} \tan 3° = -0.970 \, mm$$

負號表示像是倒立的。接下來，由下式求出形成於**近視**眼內模糊盤的直徑 y：

$$y = p \times \frac{k' - f'_e}{f'_e}$$

此處 p 是瞳孔直徑，f'_e 是簡化面焦距。簡化面的焦距為 (不要忘記折射率)：

$$f'_e = \frac{n_e}{F_e} \qquad f'_e = \frac{4/3}{+60.00} = 0.02222 \, m$$

這個例題中，簡化面的焦距為 22.22 mm。現在我們可以來計算模糊盤直徑了，要注意所有的數值要換算成毫米（mm）：

$$y = 4 \times \frac{24.69 - 22.22}{22.22} = 0.445 \, mm$$

因此，模糊視網膜像的大小或範圍是：

$$|h'_u| + y = 0.970 + 0.445 = 1.415 \, mm$$

注意，在這最後一步的計算時，我們要省略負號。

第 5 章結語

本章內容稍長但非常重要，它涵蓋了：

- 基本與矯正的視網膜像的形成。
- 基本的視網膜像大小的計算。
- 模糊盤的形成與計算。
- 針孔盤。

進階閱讀

Tunnacliffe A H (1993) *Introduction to Visual Optics.* Association of the British Dispensing Opticians, London.

Rabbetts R B B (1998) *Bennett and Rabbetts' Clinical Visual Optics.* Butterworth-Heinemann, Oxford.

眼鏡放大率及矯正的視網膜像

簡介

戴上眼鏡後，所成的視網膜像稱為**矯正的視網膜像**，符號為 h'_c。至於矯正的視網膜像大小，與基本的視網膜像大小相比，正眼鏡鏡片會放大，而負鏡片則使之縮小。結果，正鏡片讓物看起來顯得較大，負鏡片則相反。這些效果還會經由增加頂點距離而放大。

本章內容

- 眼鏡放大率
- 相對的眼鏡放大率
- 近物的視網膜像

眼鏡放大率

眼鏡放大率 (spectacle magnification, SM) 是指同一隻眼睛裡，矯正後與未矯正視網膜像大小的比。眼鏡放大率是將眼鏡鏡片放在眼睛前方時，視網膜像的放大率，定義為：

$$\text{SM} = \frac{h'_c}{h'_u}$$

其中，h'_u 是未矯正的屈光不正眼的視網膜像大小，而 h'_c 是同樣的屈光不正眼，經矯正後的視網膜像大小。

由於眼鏡放大率是個比值，因此沒有單位。計算矯正眼視網膜像大小最簡單的方法，是計算眼鏡放大率，然後把這個值乘上未矯正的 (基本的) 視網膜像大小。矯正的視網膜像大小因此為：

$$h'_c = h'_u \times \text{SM}$$

薄透鏡的眼鏡放大率

由於薄透鏡沒有形式或厚度，因此任何由「薄」透鏡產生的眼鏡放大率，純然只是矯正鏡片的屈光力與位置的結果。由薄眼鏡鏡片產生的放大率稱為**屈力因子** (power factor, PF)。對薄眼鏡鏡片來講，眼鏡放大率 (或屈力因子) 可表示為：

$$\frac{眼屈光}{眼鏡屈光} \quad 或 \quad \text{SM (PF)} = \frac{K}{F_{sp}}$$

這個定義和方程式，適用於軸性及折射性的遠視與近視。計算薄透鏡的眼鏡放大率 (或屈力因子) 的另外一個表示式為：

$$\text{SM (PF)} = \frac{1}{1 - (dF_{sp})}$$

此處 d 是頂點距離（單位是公尺），F_{sp} 是薄透鏡的屈光力（單位是屈光度）。如果病人用隱形眼鏡矯正（假設是薄隱形眼鏡），隱形眼鏡放大率為：

$$\frac{\text{眼屈光}}{\text{隱形眼鏡的矯正}} \quad \text{或} \quad SM_{cl} = \frac{K}{F_{cl}}$$

由於矯正用隱形眼鏡的位置，與簡化眼主點的位置幾乎重合，我們可以說隱形眼鏡放大率的值趨近於 1(SM = 1)。因此隱形眼鏡不會將未矯正眼的視網膜像大小改變太多。人們常這麼說，隱形眼鏡的屈光力與該病人的眼屈光相同（雖然這並非完全正確）。

厚眼鏡鏡片的眼鏡放大率

任何厚的或「實際」的鏡片放大率，是其鏡片屈光力與位置的結果，同時也受其**形式與厚度**的影響。由鏡片的形式與厚度產生的放大率稱為**形狀因子** (shape factor, SF)，表示為：

$$SF = \frac{1}{1 - \left(\dfrac{t}{n}\right)F_1}$$

其中 t 是眼鏡鏡片的中心厚度（單位是公尺），n 是鏡片材料的折射率，而 F_1 是鏡片前表面的屈光力（單位是屈光度）。厚透鏡形狀因子的另外一個表示式為：

$$SF = \frac{F'_v}{F_E}$$

此處 F'_v 是厚透鏡的後頂點屈光力，F_E 是等效薄透鏡的屈光力。這個表示式主要用在隱形眼鏡的問題上。所以，不像薄透鏡，由厚眼鏡鏡片產生的放大率有**兩種**因子：**屈力因子**與**形狀因子**。厚透鏡的眼鏡總放大率因此為：

$$SM = \text{屈力因子} \times \text{形狀因子}$$

形狀因子對正透鏡來講很重要，因此不能忽略。但是，對負透鏡來說，形狀因子是可以忽略的，因為這一類鏡片的中心厚度介於 1.0 到 1.5 mm 之間。假如我們取折射率為 1.5，t/n 將趨近 1.0 mm。這意謂形狀因子的值總是大致為 1.0。代一些數字到式子裡試試看！假如厚透鏡的眼鏡放大率為 PF × SF，並且 SF = 1.0，則 PF × 1.0 = PF，因此負透鏡的形狀因子可以忽略；但如果是正透鏡的話，由於形狀因子總是對 SM 有一定的效果，因此不能忽略。

多大的眼鏡放大率會被注意到？研究人員發現，病人右眼與左眼鏡片放大率的差，即使小到 0.25%，也會影響其雙眼的視覺功能。以實務經驗來講，一對 +1.00 D 閱讀鏡片產生的放大率就能讓病人注意到。原則上，每 1.00 D 的鏡片屈光力會產生約 1% 的放大率，病人因此會注意到 1% 的眼鏡放大率。

眼鏡放大率的一些實際影響

配第一次處方時，例如 −2.50 DS R & L，應預先警告該位病人成像會比沒有眼鏡時小。有時候沒有預先警告的話，這些第一次戴眼鏡的病人會不喜歡較小的像，雖然比較清楚。

右邊與左邊鏡片間的放大率差，可能會造成兩眼視力的問題。只是，這種問題只在左、右眼鏡片放大率的差大於約 5% 才會發生。眼鏡兩眼視力問題最明顯的例子，即是在單眼無晶狀體、而另一眼正常的情況下。在這種情形下，眼鏡放大率的差可大到 30%。這樣的問題之所以會產生，是因為引發了兩眼影像不全 (aniseikonia，腦視覺皮質的影像大小不同)，使得兩眼內形成的像沒有落在對應的區域，視覺皮質細胞沒能同時被兩眼驅動。

在散光的情況下，眼鏡矯正造成兩條主經線放大率的不同。這會引起**感知的空間扭曲**，

而且在正透鏡的前表面是環形的情形下更為嚴重，因為形狀因子增加了問題的嚴重性。

當從眼鏡改換到隱形眼鏡後，近視的視網膜像會變大，遠視的視網膜像會變小。從隱形眼鏡改換到眼鏡則反過來。這在高近視度數時，會特別明顯。譬如某人近視 –10.00 D，他在戴眼鏡時，視力可能 6/9，而戴隱形眼鏡時，視力為 6/6。

改變鏡片的形式，也就改變了眼鏡放大率與視網膜像的大小，特別是正透鏡，因為正透鏡比負透鏡要厚。在雙眼不等視 (anisometropia，雙眼的處方不同) 的情況，病人要適應個別的左、右透鏡形式，維持這樣的形式很重要，這讓病人戴上新眼鏡時，兩眼視力依然感覺舒服。這在從球面的形式換到非球面的形式時，特別重要。

病人第一次配閱讀眼鏡的處方時，可能會覺得它們只是用來「放大」。一對 +1.00 DS 眼鏡鏡片的放大率大約是 1%，雖然感受的到，但與兩倍 (i.e. 100%) 或更高的放大鏡相比毫不實用。

非球面鏡 (特別是正的非球面鏡) 的優點之一，是它們有較小的眼鏡放大率。這是因為與等效的球面鏡相比，非球面鏡會比較平一些，以致於產生較小的形狀因子放大率。可是要注意，有些病人可能不喜歡因為形狀因子放大率減少，所造成的較小視網膜像。

相對的眼鏡放大率

相對的眼鏡放大率 (relative spectacle magnification, RSM) 的定義是：

$$\frac{\text{屈光不正眼經矯正後的視網膜像大小} (h'_c)}{\text{標準屈光正常眼的視網膜像大小} (h'_{em})}$$

$$RSM = \frac{K}{F_{sp}} \times \frac{K'_{em}}{K'}$$

在標準的屈光正常眼，K'_{em} 永遠是 +60.00 D，所以：

$$RSM = \frac{K}{F_{sp}} \times \frac{+60.00}{K'}$$

其中 K' 是屈光不正眼的屈光長度 ($K' = K + F_e$)，K 是眼屈光，F_{sp} 是眼鏡屈光。把矯正後的近視與遠視眼視網膜像的大小，與標準屈光正常眼基本的視網膜像大小做比較，可以看出相對眼鏡放大率之意義。當戴上眼鏡矯正後，軸性遠視眼的視網膜像會增大，但仍比屈光正常眼的像小；在軸性近視眼，雖然矯正的像略為縮小，但仍然比標準屈光正常眼的像要來得大。RSM 的問題主要在隱形眼鏡視光學裡遇到。

眼鏡放大率：摘要

- 對「薄」透鏡來說，因為沒有中心厚度，其呈現的任何眼鏡放大率只歸因於其屈光力。
- 薄透鏡的眼鏡放大率稱作屈力因子。
- 厚透鏡的眼鏡放大率由其屈光力、形式與厚度所致。
- 由形式與厚度產生的眼鏡放大率稱作形狀因子。
- 厚透鏡的眼鏡放大率 = 屈力因子 × 形狀因子。
- 正透鏡有放大作用；SM 永遠 >1.0。
- 負透鏡使像縮小；SM 永遠 <1.0。
- 負透鏡的形狀因子可以忽略，因為 t/n 總是大約為 1 mm。
- 正透鏡的形狀因子不可以忽略。

眼鏡放大率方程式

基本的方程式：

$$SM = \frac{h'_c}{h'_u}$$

$$h'_c = h'_u \times SM$$

屈力因子：

$$SM(薄透鏡) = PF$$

$$PF = \frac{K}{F_{sp}}$$

或：

$$PF = \frac{1}{1-(dF_{sp})}$$

形狀因子：

$$SF = \frac{1}{1-\left(\frac{t}{n}F_1\right)}$$

或：

$$SF = \frac{F'_v}{F_E}$$

厚透鏡總放大率：

$$SM(厚透鏡) = PF \times SF$$

近物的視網膜像

　　計算非無限遠處的物所成的視網膜像時，由於牽涉的角度可能不小，無法利用三角學。近物的視網膜像大小可藉由計算透鏡／眼睛系統的放大率來得知。參考圖 6.1，在眼鏡鏡片左方一個給定距離的物，其所成像的大小 (h') 為：

$$h' = h \times \frac{L_1}{L'_1} \times \frac{L_2}{K'}$$

　　上式裡的符號都有它們通常的意義，示於圖 6.1。

例題 6.1

假如眼屈光為 −8.00 D，一遠物的張角為 3°，求在軸性近視眼內形成的未矯正與矯正視網膜像的大小。薄眼鏡鏡片位在頂點距離 14 mm 處。請利用標準簡化眼常數。

　　這一題要我們求出基本的 (或未矯正的) 視網膜像的大小，以及戴上矯正鏡片後的視網膜像大小。由於是薄鏡片，我們只要計算屈力因子即可。可是，在計算屈力因子之前，我們要先求出眼鏡屈光 F_{sp}。

　　眼睛的軸長與未矯正視網膜像的大小要先求出。由於眼睛是軸性近視，因此 $F_e = +60.00$ D。

$$K' = K + F_e \quad K' = -8.00 + (60.00) = +52.00 \text{ D}$$

$$k' = \frac{n_e}{K'} \qquad k' = \frac{4/3}{+52.00} = 0.02564 \text{ 公尺}$$

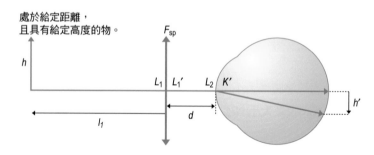

圖 6.1　對近物之放大率。

眼睛的軸長是 25.64 mm。未矯正視網膜像的大小為：

$$h'_u = -\frac{k'}{n_e}\tan\omega$$

$$h'_u = -\frac{25.64}{4/3}\tan 3° = -1.008\,\text{mm}$$

由於題目的鏡片是薄鏡片，眼鏡放大率等於屈力因子，如下式：

$$PF = \frac{K}{F_{sp}}$$

題目已告知眼屈光，我們需要求出 F_{sp}：

$$F_{sp} = \frac{K}{1+(dK)}$$

$$F_{sp} = \frac{-8.00}{1+(0.014\times-8.00)} = -9.01\,\text{D}$$

（d 必須換算為公尺）

$$PF = \frac{K}{F_{sp}}\quad PF = \frac{-8.00}{-9.01} = 0.888\times$$

SM（薄透鏡）＝ PF ＝ 0.888×

眼鏡放大率 0.888，等於像縮小了 11.2%（[1.000 − 0.888] × 100）。要求出矯正的視網膜像大小，可以利用：

$$h'_c = h'_u \times SM$$

$$h'_c = -1.008 \times 0.888 = -0.895\,\text{mm}$$

例題 6.2

假如眼鏡屈光為 +8.00 D，位在 14 mm 處，且一遠物的張角為 3°，求在軸性遠視眼內形成的未矯正與矯正視網膜像的大小。矯正鏡片是厚透鏡，F_1 = +12.00 D，n = 1.50，t = 8.00 mm。請採用標準簡化眼常數。

這一題也是在求矯正前與矯正後的視網膜像大小。在這一題中，矯正鏡片是厚透鏡，因此我們需要計算屈力因子與形狀因子，並由此得出眼鏡總放大率與矯正的視網膜像的大小。由於題目已給眼鏡屈光，我們必須先找出眼屈光：

$$K = \frac{F_{sp}}{1-(dF_{sp})}$$

$$K = \frac{+8.00}{1-(0.014\times+8.00)} = +9.01\,\text{D}$$

（d 必須換算為公尺）

現在我們有了 K，可以找出 K' 與 k' 了。因為眼睛是軸性遠視，F_e = +60.00 D：

$$K' = K + F_e \quad K' = +9.01 + (+60.00) = +69.01\,\text{D}$$

$$k' = \frac{n_e}{K'} \quad k' = \frac{4/3}{+69.01} = 0.01932\,\text{m}$$

$$h'_u = -\frac{k'}{n_e}\tan\omega$$

$$h'_u = -\frac{19.32}{4/3}\tan 3° = -0.759\,\text{mm}$$

由於鏡片是厚的，要求出眼鏡放大率，我們需要計算屈力因子與形狀因子：

$$PF = \frac{K}{F_{sp}}\quad PF = \frac{+9.01}{+8.00} = 1.126\times$$

$$SF = \frac{1}{1-\left(\frac{t}{n}F_1\right)}$$

$$SF = \frac{1}{1-\left(\frac{0.008}{1.5}\times+12.00\right)} = 1.068\times$$

對厚透鏡而言：

$$SM = PF \times SF \quad SM = 1.126 \times 1.068 = 1.202\times$$

眼鏡放大率 1.202，等於像放大了 20.2%（[1.202 − 1.000] × 100）。

$$h'_c = h'_u \times \text{SM}$$

$$h'_c = -0.759 \times 1.202 = -0.912 \text{ mm}$$

例題 6.3

一個軸性近視簡化眼，可以透過位於頂點距離 12 mm 處的薄 −5.00 D 鏡片矯正。當戴上矯正鏡片，觀看位於鏡片前方三分之一公尺處、高度 15 mm 的物體時，試計算視網膜像的大小。

這是由近物形成視網膜像的例子。要注意，這一題給定的物體大小，不是它在眼處的張角（參考圖 6.1 與 6.2）。

要求出近物所成的視網膜像的大小，我們需利用下列方程式：

$$h' = h \times \frac{L_1}{L'_1} \times \frac{L_2}{K'}$$

由於題目給了我們 F_{sp}，因此可以算出 K 以及 K'。物距 l_1，則可用來算 L_1 以及 L'_1。最後，

用順向追蹤求 L_2。將適當的數值代入下列方程式：

$$K = \frac{F_{sp}}{1 - (dF_{sp})}$$

$$K = \frac{-5.00}{1 - (0.012 \times -5.00)} = -4.72 \text{ D}$$

（d 必須是公尺）

現在我們有了 K，可以求出 K' 與 k' 了。由於眼睛是軸性近視，$F_e = +60.00$ D。

$$K' = K + F_e \quad K' = -4.72 + (+60.00) = +55.28 \text{ D}$$

現在用順向追蹤求 L_2。以兩欄式計算：一欄是「聚散度」，另外一欄是「距離」。

聚散度(D)　　　　　　　　距離(m)

$$l_1 = -1/3 \text{ m}$$

$$L_1 = \frac{n}{l_1}$$

$$L_1 = -3.00 \text{ D} \qquad \leftarrow \qquad L_1 = \frac{1}{-1/3}$$

$$F_1 = -5.00 \text{ D}$$

$$L'_1 = -3.00 + (-5.00) = -8.00 \text{ D} \rightarrow l'_1 = \frac{n}{L'_1}$$

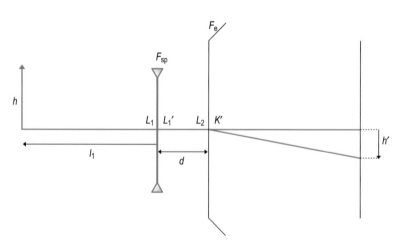

圖 6.2 例題 6.3 之圖示。

$$l'_1 = \frac{1}{-8.00} = -0.125\,\text{m}$$

$$l_2 = l'_1 - d$$

$$L_2 = \frac{n}{l_2} \quad\leftarrow\quad l_2 = -0.125 - 0.012 = -0.137\,\text{m}$$

$$L_2 = \frac{1}{-0.137} = -7.299\,\text{D}$$

現在我們可以用：

$$h' = h \times \frac{L_1}{L'_1} \times \frac{L_2}{K'}$$

來計算視網膜像的大小，這裡 $h = 15\,\text{mm}$。

$$h' = 15 \times \frac{-3.00}{-8.00} \times \frac{-7.299}{+55.280} = -0.7427\,\text{mm}$$

因此，近物所成像的大小是 $-0.7427\,\text{mm}$。負號表示像是倒立的。

例題 6.4

一軸性屈光不正簡化眼，其軸長為 25.641 mm，其他參數是標準的。計算眼屈光及 13.9 mm 處薄矯正鏡片的屈光力。另外求張角 7^Δ 的遠物，所成的未矯正與矯正後視網膜像的大小。

由於屈光不正是軸性的，我們可以假設簡化面的屈光力是標準的 +60.00 D。由於軸長已知，我們可以很容易計算 K'、K 以及 13.9 mm 處的矯正鏡片屈光力。從 k' 開始，我們可求出：

$$K' = \frac{n_e}{k'} \qquad K' = \frac{4/3}{+0.025641} = +52.00\,\text{D}$$

現在：

$$K' = K + F_e$$

這變成：

$$K = K' - F_e \qquad K = +52.00 - (+60.00) = -8.00\,\text{D}$$

現在我們有了 K，可以求出 F_{sp} 了。我們需要利用下式：

$$F_{sp} = \frac{K}{1 + (dK)}$$

$$F_{sp} = \frac{-8.00}{1 + (0.0139 \times -8.00)} = -9.00\,\text{D}$$

由於在這一題中，眼處的物張角給的是稜鏡屈光度，而不是角度。稜鏡屈光度 (P^Δ) 只是另外一種表示角度的方法，表示為：

$$P^\Delta = 100\tan\text{角度}$$

所以，在眼處張角可表示為：

$$P^\Delta = 100\tan\omega$$

由於 $\omega = 7^\Delta$

$$7^\Delta = 100\tan\omega \qquad \tan\omega = \frac{7}{100} = 0.07$$

現在我們可以計算未矯正視網膜像的大小 h'_u，利用下式：

$$h'_u = -\frac{k'}{n_e}\tan\omega$$

$$h'_u = -\frac{25.641}{4/3}0.07 = -1.346\,\text{mm}$$

因鏡片是薄的，只需計算屈力因子：

$$\text{PF} = \frac{K}{F_{sp}} \qquad \text{PF} = \frac{-8.00}{-9.00} = 0.888\times$$

$$\text{SM}（薄透鏡） = \text{PF} = 0.888\times$$

眼鏡放大率 0.888，等於像縮小了 11.11% ($[1.000 - 0.888] \times 100$)。要求出矯正的視網膜像大小，可利用：

$$h'_c = h'_u \times \text{SM}$$

$$h'_c = -1.346 \times 0.888 = -1.196 \text{ mm}$$

第 6 章結語

這稍長的一章涵蓋了：

- 眼鏡放大率。
- 矯正的視網膜像大小的計算。
- 近物的視網膜像大小。

請不要把本章的內容視為「枯燥無味的」及「不實用的」，因為了解眼鏡放大率的臨床意義，在驗光與配鏡實務上常常是需要的，尤其是在處理病人無法忍受眼鏡的狀況時。

進階閱讀

Rabbetts R B B (1998) *Bennett and Rabbetts' Clinical Visual Optics*. Butterworth-Heinemann, Oxford.

Tunnacliffe A H (1993) *Introduction to Visual Optics*. Association of the British Dispensing Opticians, London.

散光

簡介

眼睛的折射面有兩個主屈力時,即會發生散光。實際上,大多數人(即使不需配戴眼鏡或隱形眼鏡)都或多或少有一些散光。近視與遠視的矯正處方裡,也常包括散光的部分。有些人的屈光誤差可以全然是散光性的,而且經常還很嚴重。

本章內容

- 散光:種類與特性
- 規則性與不規則散光
- 規則性散光的分類
- 散光情況下的眼屈光與眼鏡屈光
- 未矯正散光眼的視網膜像大小
- 散光的檢測與矯正

散光:種類與特性

患有散光的眼睛所需的矯正鏡片,沿其主經線的方向有不同的屈光力,而矯正球面性屈光不正的鏡片,則在所有的經線方向屈光力皆相同。散光病人在觀看垂直線與水平線時,可能會抱怨感覺不同。譬如,看窗框的隔條,水平方向的可能清楚,但垂直方向的卻模糊。你可以自己證明看看。將從窗戶來的光,經由一片正球面試驗鏡,假設是 +3.00 DS 好了,將光聚在一張白紙上,這時窗框的垂直與水平隔條會同時聚焦。如果用一片 +3.00 DC 的試驗鏡 (軸 90° 或 180° 角),做同樣的步驟,

則只有垂直或水平的隔條會聚焦,而不是同時一起聚焦。圖 7.1a 顯示眼屈光為 plano / −2.00 DC × 180 的未矯正眼,觀看扇形圖所會看到的景象。留意垂直線是聚焦的,水平線則很模糊。沿著垂直線的模糊程度最小,沿著水平線的模糊程度最大。圖 7.1b 告訴我們眼內發生了什麼事。

散光需要用**散光鏡片**矯正。散光鏡片沿著其中某一條經線的方向,屈光力會最小,與這經線成 90° 角的方向,則屈光力最大。這最大與最小的經線,稱為鏡片的**主經線**。散光通常是由於眼睛有一個以上的折射面呈環形所致。散光 (astigmatic) 其字面上的意義為「無法形成一點」,而無散光 (stigmatic) 意義為「形成一點」。一片散光鏡片 (或患有散光的眼睛),只是在成直角的兩個方向有不同的屈光力所致。

散光面可以說是在不同經線有不同曲率的折射面,在互相垂直的經線上,曲率會由最小變化到最大。之前提過了,散光面無法產生單一點像。被散光面折射的光束,稱為**散光的光束** (圖 7.2),由幾個不同「形狀」的像組成,包

括線條、一個稱為**最小混淆盤**的圓盤，以及模糊橢圓。完全如同散光鏡形成散光光束一樣，散光眼其屈光力愈強的經線所成的像，愈接近簡化面。所形成的像，是與該經線方向垂直的一條線。例如，垂直的屈力經線會產生一條水平的線像，水平的屈力經線產生一條垂直的線像。從簡化面 (或鏡片) 算起，散光光束裡不同的像生成的順序為：橢圓、線、橢圓、圓盤、橢圓、線、橢圓。最小混淆盤總是位在兩條線像之間。散光光束示於圖 7.2，圖裡 l'_1 與 l'_2 為兩

(a)

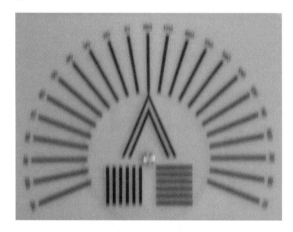

(b)

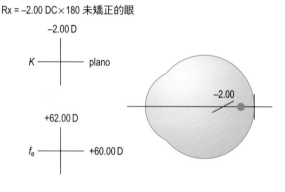

圖 7.1　(a) 未矯正眼睛的人看扇塊圖所出現的樣子，此人的處方為 plano / −2.00 DC × 180。請留意，扇形圖的垂直線與塊形圖的垂直線都是最清楚的，扇形圖與塊形圖的水平線都是最模糊的，Maddox V 字兩邊的線模糊程度相同。(b) 這圖顯示眼內發生的事。請注意，線條生成的影像與屈力經線的方向成 90 度角。

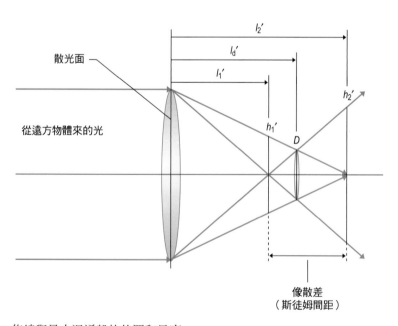

　圖 7.2　散光眼：焦線與最小混淆盤的位置和長度。

條線像的位置，h'_1 與 h'_2 為兩條線像的大小，l'_b 為最小混淆盤的位置，D 為最小混淆盤的大小。兩條線像永遠彼此成直角。

散光性屈光不正

散光眼可源自角膜（**角膜性散光**），晶狀體（**晶狀體性散光**）或是兩者的組合。當一個或兩個角膜面，本質上是環形結構時，就會造成角膜性散光，且在角膜的前表面與後表面都可能發生。晶狀體性散光的發生，可以是晶狀體的折射面呈環狀的結果，或是由於晶狀體傾斜（斜軸散光）所致。

散光因此可以分成兩大類，即角膜性散光與晶狀體性散光。角膜性散光是眼睛散光的主因，源自角膜呈環狀。檢查眼睛時量測到的散光性誤差為**總散光**，無法區分角膜性與晶狀體性散光。但是，有一種稱作角膜曲率計（keratometer）的儀器（見第 18 章）可以量測角膜性散光，如此一來，量出的角膜性散光與總散光之間的任何差異，必定是晶狀體性散光所造成。

角膜的屈光力，大部分來自其前表面。對角膜性散光來說，任何柱面特性的呈現，大部分也是源自其環狀的前表面。這在用隱形眼鏡矯正散光的實務上，有很重要的影響（見第 22 章）。由角膜後表面造成的散光不太會大於 1.00 D（即使大於 1.00 D，這種情況也不常見）。

晶狀體性散光，源自晶狀體的一個面呈環狀（或兩面都呈環狀），或晶狀體傾斜，又或者是晶狀體混濁所造成。假如有晶狀體性散光，年輕人一般大約為 0.50 D 至 0.75 D；若是 50 歲以上的病人，常因晶狀體老化混濁而高出很多。就眼鏡來說，它只是眼鏡屈光的一部分。對隱形眼鏡來說，假如用硬式透氣隱形眼鏡（RGP），任何的角膜性散光幾乎完全被中和掉了，剩餘的散光通常歸因於晶狀體。晶狀體性散光幾乎是反規性的，這點很少變過，並且通常不會超過 1.50 D。

順規性與逆性散光

實務上有時會碰到這些術語，尤其與隱形眼鏡驗配有關時。很簡單，**順規性散光**是指最平的角膜經線是趨近水平的，而**逆規性散光**是指最平的角膜經線是接近垂直的。在負柱面的情況，循規性散光的矯正柱面軸最接近 180°，而反規性散光的負柱面軸則最接近 90°。

散光的徵兆與症候

症候（由個人描述）：

- 由於散光誤差通常（但不是每次如此）對遠物與近物都相同，所以對所有距離的視力都模糊，可以是未矯正散光的其中一個症候。

徵兆（由開業者檢測）：

- 看扇形圖有經線的模糊。
- 由角膜曲率計讀數顯示出散光的（環形的）角膜。

有一點值得注意，看扇形圖有經線的模糊，但用角膜曲率計量到的是球面的角膜半徑，那就意謂有晶狀體性散光。

散光性屈光不正的矯正

假如只有一個經線方向需要矯正，那就可以使用圓柱鏡片（圖 7.3）。這個圓柱沿著與旋轉軸平行的經線的面為平面，但與軸經線成 90° 角的面是圓的。一圓柱的平面經線稱作**軸經線**，而最大曲率（與軸成 90° 角）的經線稱作**屈力經線**。圓柱鏡片的屈光力因此與軸成 90° 角。圓柱鏡片很少做成眼鏡來矯正病人的屈光誤差。但是，圓柱鏡片在驗光法裡用得很廣泛，檢測眼睛時，它們與球面鏡一起使用，來斷定病人的屈光誤差。

當用圓柱鏡片來矯正屈光誤差或檢測眼睛

時，圓柱的軸方向必須載明。在英國驗光業務裡，散光鏡(或圓柱鏡)的軸方向必須以標準符號法(圖 7.4)標示。主要考慮的點有：

- 圓柱軸方向以度表示，從每一眼的右手邊開始，並且依反時針方向移動。
- 圓柱軸方向依 BS EN ISO 8429 要求，數值必須在 0 與 180 之間，但沒有度的符號(°)。水平的經線永遠表示為 180 經線，不是 0 經線。

與圓柱鏡片不同，散光鏡片有兩個屈光

力：**主屈力**。散光鏡片有兩種基本的類型：**球－柱** (sphere-cylindrical) 鏡片及**環曲** (toric) 鏡片。兩種類型有同樣的功能(矯正散光)，但形式不同。實務上，處方通常配曲面形式(一個凸面與一個凹面)的鏡片，這樣當眼睛從鏡片的離軸部分看出去時，有較佳品質的像。散光鏡片做成曲面形式的，叫做**環曲鏡片**，其曲面中的一面(或少數的情況下兩面)為**環狀**。

說明簡化眼的散光

要了解散光性屈光不正的矯正，必須能夠想像與說明未經矯正(或部分矯正)的散光眼，其所成線像的位置。藉由圖示來幫忙一直是好方法。

例題 7.1

一散光性屈光不正簡化眼，其簡化面屈光力在 90 方向為 $F_e = +62.00\,D$，在 180 方向為 $F_e = +58.00\,D$。眼睛折射率 n_e 為 4/3，軸長 k' 為 22.22 mm。求一遠物所成線像的屈光位置。

要領會的兩個重點是，在未矯正眼的情況下：

- **垂直**的屈力經線形成**水平**的焦線。
- **水平**的屈力經線形成**垂直**的焦線。

要記得，標準簡化屈光正常眼的屈光力是 +60.00 D，水平的線像成在視網膜前 2.00 D(太強)，垂直的線像成在視網膜後 2.00 D(太弱)。水平的線像在效果上是「近視的」，因此需要 –2.00 D 的矯正，將像放在視網膜上。因此，在圖 7.5，這個像標示了「–2.00 D」。垂直的線像在效果上是「遠視的」，因此需要 +2.00 D 的矯正，來將像放在視網膜上。在圖 7.6，這個像標示了「+2.00 D」。標示告訴我們需要的兩個屈光力，以將線像放到視網膜上，由此產生單一點像。這樣的標示有時稱作「形

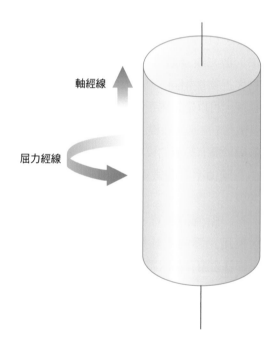

圖 7.3 圓柱面。

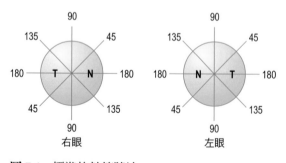

圖 7.4 標準的軸符號法。

塑」(modelling)，本章都採用這個方法。這個例子的混合圖，示如圖 7.7。

在這個例子，眼屈光因此會是下列之一：

- −2.00 D along 90 / +2.00 D along 180
- −2.00 DS / +4.00 DC × 90
- +2.00 DS / −4.00 DC × 180

例題 7.2

求一遠物所成線像的屈光位置。

F_e = +66.00 D along 150 和 +64.00 D along 60

n_e = 4/3

k' = 22.22 mm

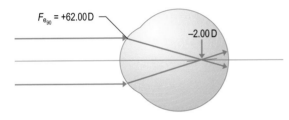

圖 7.5 垂直屈力經線所成的水平焦線。

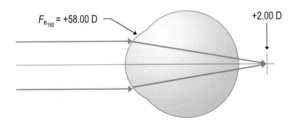

圖 7.6 水平屈力經線所成的垂直焦線。

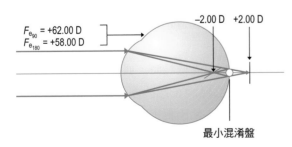

圖 7.7 全部的散光光束。

雖然這例子的屈力經線是斜的，我們仍以完全相同的方法處理問題。由於標準簡化屈光正常眼的屈光力是 +60.00 D，這例題中未矯正眼所成的兩條線像都落在視網膜前，因為兩條經線在效果上都是近視的。150 屈力經線產生的像在 60° 角，而 60 屈力經線產生的像在 150° 角。由 150 經線所成的像，在視網膜前 6.00 D，因此需要 −6.00 D 的鏡片將像放到視網膜上。由 60 經線所成的像，在視網膜前 4.00 D，因此需要 −4.00 D 的鏡片將像放到視網膜上。眼屈光因此是下列之一：

- −6.00 D along 150 / −4.00 D along 60
- −6.00 DS / +2.00 DC × 150
- −4.00 DS / −2.00 DC × 60

例題 7.3

考慮下面三個未矯正散光簡化眼：

1. F_e = +59.00 D along 180 和 +61.00 D along 90
2. F_e = +60.00 D along 180 和 +62.00 D along 90
3. F_e = +58.00 D along 180 和 +56.00 D along 90

試描述每一種情況視網膜像的性質。假設折射性屈光不正，以及採用標準簡化眼參數。

在 (1) 的情況，由於水平的屈力經線比 +60.00 D 弱 1.00 D，它聚焦在視網膜後 +1.00 D，是一個垂直的線像。垂直的屈力經線比 +60.00 D 強 1.00 D，它聚焦在視網膜前 −1.00 D，是一個水平的線像。最小混淆盤位在兩線像之間，其屈光位置可取兩個主屈力的平均值：

$$\frac{F_{e1} + F_{e2}}{2}$$

將上式代入題目：

$$\frac{F_{e180} + F_{e90}}{2} = \frac{+59.00 + (+61.00)}{2} = +60.00 \text{ D}$$

假如上式中的眼有折射性屈光不正，$k' = 22.22 \, \text{mm}$ 且 $n_e = 4/3$，所以：

$$K' = \frac{n_e}{k'} \qquad K' = \frac{4/3}{0.0222} = +60.00 \, \text{D}$$

若影像要能成在視網膜上，離開簡化面的光聚散度必須是 +60.00 D。由於最小混淆盤的屈光位置也是 +60.00 D，所以最小混淆盤成在視網膜上。這個眼的視網膜像，因此是一個模糊的圓盤或光圈。摘述如下：

- 垂直的線像成在視網膜後 1.00 D。
- 最小混淆盤成在視網膜上。
- 水平的線像成在視網膜前 1.00 D。

最小混淆盤總是成在兩個屈光的線像之間。

在 (2) 的情況，水平經線的屈光力是 +60.00 D。如前所述，需要 +60.00 D 的聚散度將像成在視網膜上。水平的屈力經線因此成一垂直的線像在視網膜上。由於垂直的屈力經線比 +60.00 D 強 2.00 D，它聚焦在視網膜前 −2.00 D，且是一個水平的線像。這個眼的視網膜像，因此是一個垂直的線像。最小混淆盤成在兩個屈光的線像之間，其屈光位置為：

$$\frac{F_{e180} + F_{e90}}{2} = \frac{+60.00 + (+62.00)}{2} = +61.00 \, \text{D}$$

如此得知 (2) 情況的眼，其最小混淆盤成在視網膜前 −1.00 D。綜整如下：

- 垂直的線像成在視網膜上。
- 最小混淆盤成在視網膜前 1.00 D。
- 水平的線像成在視網膜前 2.00 D。

在 (3) 的情況，水平的屈力經線 (+58.00 D) 比 +60.00 D 弱 2.00 D。它在視網膜後 +2.00 D 生成一垂直的線像。垂直的屈力經線 (+56.00 D) 比 +60.00 D 弱 4.00 D，在視網膜後 +4.00 D 生成一水平的線像。一如往常，最小混淆盤成在兩個屈光的線像之間，且其屈光位置為：

$$\frac{F_{e180} + F_{e90}}{2} = \frac{+58.00 + (56.00)}{2} = +57.00 \, \text{D}$$

因此求出情況 (3) 的眼，其最小混淆盤成在視網膜後 +3.00 D，兩個屈光的線像之間。假如兩個線像與最小混淆盤都落在視網膜外，視網膜像必定是一個離焦橢圓。這橢圓的方向必須述明。假如一個橢圓成在視網膜上，它的方向總是與最近線像的方向相同。情況 (3) 的眼，垂直的線像最接近視網膜，所以橢圓的方向是垂直的。摘述如下：

- 垂直的線像成在視網膜後 2.00 D。
- 最小混淆盤成在視網膜後 3.00 D。
- 水平的線像成在視網膜後 4.00 D。
- 視網膜像是一個模糊的垂直橢圓。

所以，這例題中三個眼睛的情況：

1. 視網膜像是最小混淆盤。
2. 視網膜像是一垂直線。
3. 視網膜像是一垂直橢圓。

從實務上來看，有一點值得注意，絕大部分未矯正的散光，其視網膜像是一個模糊的橢圓。只有在偶爾的情況下，視網膜像才會是一個線或最小混淆盤。

規則性與不規則散光

實務上有時會遇到**規則性散光**與**不規則散光**這樣的名詞，這兩種散光常這麼區別：「在規則性散光，焦線成 90° 角分開，而在不規則散光，焦線不是 90° 角分開」。把**不規則屈光**（有時稱作**不規則散光**）想成焦線不是正交的，是很常見的錯誤。這是不正確的，因為焦線永遠是正交的。

在例行屈光檢驗時，偶爾會有這種情形，就是明明已經矯正好的視力卻比預期的還要差。要這個人給出斬定的回答也顯得很困難。在這種情況下，把針孔盤（見第 5 章）放在受測眼睛前，時常會讓患者的視力有明顯的改善，這有時會引起患者是否有眼病變的疑慮。即使

在正常眼睛,折射面也不會對光軸全然對稱。此外,角膜(晶狀體多少也是)愈往周邊愈平。也有可能因老化、受傷或感染,而造成眼睛的折射面及折射率不規則。角膜與晶狀體可能有病變,產生不規則的形貌,如**圓錐形角膜**與**球形晶狀體**。

在上面提的所有可能情況,如果把一般 4 至 5mm 的瞳孔直徑所得的屈光結果,拿來和更小瞳孔直徑(譬如 1mm)的屈光結果相比,可能會有很大的不同。這是屈光誤差測定要在正常室內燈光下進行的其中一個原因,因為這樣可假定瞳孔是一般大小。瞳孔有兩個以上的清澈或規則區域,通常會導致兩個以上的屈光誤差。這是由於面的形貌發生局部變化,使瞳孔的每一處清澈區域,產生了不同的屈光結果。假如眼睛有不規則折射面,當屈光檢驗使用針孔盤時,受測者可以用光學系統裡一處小的、清澈的、規則的區域來看標的物。所以,如果有兩個以上的清澈區域,那麼每一處區域會有它自己的屈光誤差,這就有可能產生兩個以上的結果;當針孔盤移開後,擁有最佳視力的那個結果,就可以用來開鏡片處方。

察知到以下這點很重要:使用針孔盤得到的屈光結果,可能會產生好的視力,但是這樣的好視力在針孔盤移開後無法維持。針孔減少了從不規則折射區域來的光散射或折射。如果這些區域來的光到了視網膜,會讓像的對比變差,從而減低了視力。在使用針孔發現兩個以上的屈光誤差時,其散光很可能程度與軸都不同。這就造成**不規則散光**。可是,這裡必須要再度強調的是,每一條散光矯正的主經線都是正交的。若不規則是發生在角膜,如**圓錐形角膜**,通常是配硬式隱形眼鏡,因為局限在隱形眼鏡後端面與角膜間的淚層會「填滿」任何的面缺陷,使視力有明顯的改善。以下為總結:

- 規則性散光:整個折射面的屈光誤差是不變的。折射面的主經線成 90° 角分開。
- 不規則散光(不規則屈光):折射面的屈光誤差有變化。折射面的主經線成 90° 角分開。可使用針孔盤來查知,有時也用硬式隱形眼鏡來矯正。

不規則屈光的可能原因包括:

- 角膜瘢痕
- 球形晶狀體
- 翼狀胬肉
- 晶狀體脫位
- 圓錐形角膜
- 壓迫角膜的眼瞼損傷
- 白內障
- 折射率改變

規則性散光的分類

規則性散光的分類,是根據生成在未矯正散光眼內線像的位置,以及矯正鏡片的主屈力。有五種類型的規則性散光。

複合近視散光 (CMA)(圖 7.8)

- 兩個線像都生成在視網膜前。
- 矯正鏡片的兩個主屈力均是負的。
- CMA 的處方範例:–2.00 DS / –2.00 DC × 90。

單一近視散光 (SMA)(圖 7.9)

- 一個線像生成在視網膜前,一個在視網膜上。
- 矯正鏡片的一個主屈力是負的,另外一個是平的。
- SMA 的處方範例:plano / –2.00 DC × 90。

混合型散光 (MA)(圖 7.10)

- 一個線像生成在視網膜前,一個在視網膜後。最小混淆盤可成在視網膜上,但不是非如此不可。

61

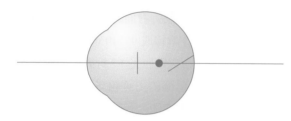

圖 7.8 CMA −2.00 DS / −2.00 DC × 90

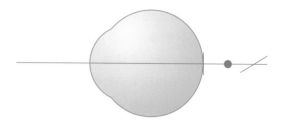

圖 7.11 SHA plano / +2.00 DC × 180

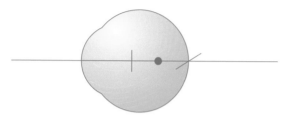

圖 7.9 SMA plano / −2.00 DC × 90

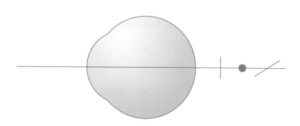

圖 7.12 CHA +2.00 DS / +2.00 DC × 180

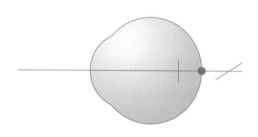

圖 7.10 MA −2.00 DS / +4.00 DC × 180

- 矯正鏡片的一個主屈力是負的，另外一個是正的。
- MA 的處方範例：−2.00 DS / +4.00 DC × 180。

單一遠視散光 (SHA)(圖 7.11)

- 一個線像生成在視網膜後，一個在視網膜上。
- 矯正鏡片的一個主屈力是正的，另外一個是平的。
- SHA 的處方範例：plano / +2.00 DC × 180。

複合遠視散光 (CHA)(圖 7.12)

- 兩個線像都生成在視網膜後。
- 矯正鏡的兩個主屈力均是正的。
- CHA 的處方範例：+2.00 DS / +2.00 DC × 180。

散光情況下的眼屈光與眼鏡屈光

　　散光眼呈現兩個眼屈光 (K)，每條主經線各一個。它也有兩個眼鏡屈光 (F_{sp})，也是每條主經線各一個。第 4 章中求 K 與 F_{sp} 的公式，應該輪流應用到每條經線，而不是分別的應用到球與圓柱屈光。

例題 7.4

F_{sp} = +4.50 DS / +2.50 DC × 90 at 10 mm，求眼屈光。

由於公式：

$$K = \frac{F_{sp}}{1-(dF_{sp})}$$

必須輪流應用到每條經線。主屈力為 F_{sp90} = +4.50 D 與 F_{sp180} = +7.00 D。

$$K_{90} = \frac{F_{sp90}}{1-(dF_{sp90})}$$

$$K_{90} = \frac{+4.50}{1-(0.01 \times +4.50)} = +4.71 \text{ D}$$

$$K_{180} = \frac{F_{sp180}}{1-(dF_{sp180})}$$

$$K_{180} = \frac{+7.00}{1-(0.01 \times +7.00)} = +7.53 \text{ D}$$

眼屈光因此為 +4.71 D along 90 與 +7.53 D along 180，以球－柱形式表示，為 +4.71 DS / +2.82 DC × 90。

例題 7.5

假如眼屈光為 −6.00 DS / −1.50 DC × 30，求位在 14 mm 處的眼鏡屈光。

由於公式：

$$F_{sp} = \frac{K}{1+(dK)}$$

必須輪流應用到每條經線。主屈力為 $K_{30} = -6.00$ D 與 $K_{120} = -7.50$ D。

$$F_{sp30} = \frac{K_{30}}{1+(dK_{30})}$$

$$F_{sp30} = \frac{-6.00}{1+(0.014 \times -6.00)} = -6.55 \text{ D}$$

$$F_{sp120} = \frac{K_{120}}{1+(dK_{120})}$$

$$F_{sp120} = \frac{-7.50}{1+(0.014 \times -7.50)} = -8.38 \text{ D}$$

我們因此求出所需的眼鏡屈光為 −6.55 D along 30 與 −8.38 D along 120，以球－柱形式表示，為 −6.55 DS / −1.83 DC × 30。

在散光的情況下，從 K 轉換到 F_{sp} 及從 F_{sp}

轉換到 K，永遠要按順序應用上面的式子到每條經線，而不是分別的應用到球與圓柱之屈光。這也應用到頂點距離補償，因為每一個主屈力必須要輪流補償。最後的結果可以重寫成一般的球－柱形式。

散光的頂點距離補償

處理散光的處方時，如果需要改變頂點距離，那就不是補償球與圓柱的屈光，而必須要分別考慮每條經線。下列方程式在第 4 章提過，可以用在這裡。

假如頂點距離減少：

$$F_{new} = \frac{F_{old}}{1-(dF_{old})}$$

假如頂點距離增加：

$$F_{new} = \frac{F_{old}}{1+(dF_{old})}$$

例題 7.6

一個處方寫著 −8.00 DS / −2.00 DC × 180 at 10 mm。最後鏡片要配戴在 16 mm 頂點距離處。試求最後鏡片的屈光力為何？

主屈力為 −8.00 D along 180 和 −10.00 D along 90，所以需要兩個頂點距離補償。頂點距離的改變 d，是增加 6 mm。首先，利用方程式套入 −8.00 D 經線和 d(單位為公尺)：

$$F_{new} = \frac{F_{old}}{1+(dF_{old})}$$

$$F_{new} = \frac{-8.00}{1+(0.006 \times -8.00)} = -8.40 \text{ D}$$

重複上面的做法，這時套入 −10.00 D 經線：

$$F_{new} = \frac{F_{old}}{1 + (dF_{old})}$$

$$F_{new} = \frac{-10.00}{1 + (0.006 \times -10.00)} = -10.64 \, D$$

最後鏡片的屈光力，以球－柱形式表示，為：

–8.40 DS / –2.24 DC×180 at 16 mm。

一如往常，圓柱屈光為兩個主屈力的差。「新的」鏡片較強，反映了因增加負鏡片的頂點距離，而導致焦距變短的結果。

未矯正散光眼的視網膜像大小

在第 5 章，計算基本的或無輔助視網膜像大小的方程式為：

$$h'_u = -\frac{k'}{n_e} \tan \omega$$

仔細檢視上面方程式，h'_u 取決於眼的軸長，而不是簡化面的屈光力，因為 F_e 沒有在方程式裡。由於標準簡化眼只有一個軸長，一個散光眼也只有一個 h'_u 值，不是兩個，這是可以預期的。散光眼基本的視網膜像大小，因此可用第 4 章所說的方法計算。

矯正後散光眼視網膜像的大小

可由矯正鏡片的眼鏡放大率求出，這與球面性屈光不正的方法完全一樣，即：

$$h'_c = h'_u \times SM$$

只是，散光眼有兩個 K 與兩個 F_{sp}，它有兩個眼鏡放大率，因此也會有兩個矯正的視網膜像大小。放大率及視網膜像要與矯正散光眼的主經線一致。

例題 7.7

一折射性屈光不正簡化眼的眼鏡處方為 –6.00 DS/ –2.00 DC×180 at 12 mm。計算眼屈光與簡化面的屈光力。若有一方形遠物，水平與垂直邊的張角均為 2°，求未矯正與矯正眼視網膜像的大小。假設：(1) 採用標準簡化眼的常數，(2) 視軸與方形面垂直，與 (3) 矯正的眼鏡鏡片為薄透鏡。

由於題目告訴我們眼睛有折射性屈光不正，我們可假設軸長是標準的 22.22 mm。又由於眼睛的折射率是標準的 4/3，所以屈光長度是 +60.00 D。題目給了眼鏡處方與頂點距離，我們可以輕易算出兩個眼屈光 K_{90} 與 K_{180}。假如我們知道 K_{90}、K_{180} 與 K'，我們就可以求出簡化面的屈光力 F_{e90} 與 F_{e180}。所以，第一件要做的事，是求出 K_{90} 與 K_{180}。矯正鏡片的主屈力 F_{sp} 為 –6.00 D along 180 及 –8.00 D along 90。

$$K_{180} = \frac{F_{sp180}}{1 - (dF_{sp180})}$$

$$K_{180} = \frac{-600}{1 - (0.012 \times -6.00)} = -5.60 \, D$$

$$K_{90} = \frac{F_{sp90}}{1 - (dF_{sp90})}$$

$$K_{90} = \frac{-8.00}{1 - (0.012 \times -8.00)} = -7.30 \, D$$

簡化面的屈光力 F_e 為：

$$F_e = K' - K$$

$$F_{e180} = K' - K_{180} = +60.00 - (-5.60) = +65.60 \, D$$

$$F_{e90} = K' - K_{90} = +60.00 - (-7.30) = +67.30 \, D$$

注意，由於眼睛是折射性的屈光不正，因此兩條經線的 K' 相同，所以如前所述，兩條經

線的未矯正視網膜像大小相同。要計算基本的或未矯正視網膜像的大小，可利用下式：

$$h'_u = -\frac{k'}{n_e}\tan\omega$$

$$h'_u = -\frac{22.22}{4/3}\tan 2° = -0.582\,\text{mm}$$

要計算矯正後的視網膜像大小，眼鏡放大率必須先求出。因為眼鏡鏡片是薄的，我們可利用：

$$SM = \frac{K}{F_{sp}}$$

將上式套用至每條經線：

$$SM_{180} = \frac{K_{180}}{F_{sp180}} = \frac{-5.60}{-6.00} = 0.9333\times$$

$$SM_{90} = \frac{K_{90}}{F_{sp90}} = \frac{-7.30}{-8.00} = 0.9125\times$$

要求出矯正後的視網膜像大小，我們現在可利用下式：

$$h'_c = h'_u \times SM$$

計算兩次！

$$h'_{c\,180} = h'_u \times SM_{180} = -0.582\times 0.9333$$
$$= -0.543\,\text{mm}$$
$$h'_{c\,90} = h'_u \times SM_{90} = -0.582\times 0.9125$$
$$= -0.531\,\text{mm}$$

矯正的視網膜像因此是一個方形，垂直邊長 −0.531 mm，水平邊長 −0.543 mm。

就像前面已經提過的，牽涉散光的問題，我們通常每件事情要做兩遍。

例題 7.8

一折射性屈光不正簡化眼的簡化面屈光力為 +58.00 D along 180 及 +56.00 D along 90。採用標準簡化眼常數的情況下，這個眼的散光是哪一種類型？假如這無調節眼看一遠物，試描述焦線的屈光位置與方向、最小混淆盤的屈光位置，以及視網膜像的形狀。現在，這眼睛用位於頂點距離 16 mm 處之薄眼鏡鏡片矯正。試求矯正鏡片的屈光力。

由於題目告訴我們眼睛有折射性屈光不正，我們可假設軸長是標準的 22.22 mm。又由於眼睛的折射率是標準的 4/3，所以屈光長度是 +60.00 D。

眼屈光 K 可表為：

$$K = K' - F_e$$

$$K_{180} = K' - F_{e180} = +60.00 - (+58.00) = +2.00\,\text{D}$$

$$K_{90} = K' - F_{e90} = +60.00 - (+56.00) = +4.00\,\text{D}$$

眼屈光為 +2.00 D along 180 以及 +4.00 D along 90。眼散光為 2.00 DC。

因為兩個眼屈光均是正的，所以散光的類型是**複合遠視散光**（反規性散光）。兩個線像與最小混淆盤成在眼睛後方。眼的水平經線在眼睛後方 2.00 D 生成一垂直像。眼的垂直經線在眼睛後方 4.00 D 生成一水平像。最小混淆盤總是生成在兩個屈光的線像之間。在這一題中，它可表成：

$$\frac{K_{180}+K_{90}}{2} = \frac{+2.00+(+4.00)}{2} = +3.00\,\text{D}$$

最小混淆盤成在眼睛後方。由於兩個線像與最小混淆盤都成在眼睛後方，散光光束裡能生成視網膜像的僅剩橢圓。這橢圓的方向與最接近視網膜線像的方向相同，在這一題中是**垂直的**。視網膜像的形狀因此為一**垂直的橢圓**。上面的描述表示於圖 7.13。最後我們要求出薄矯正鏡片的屈光力：

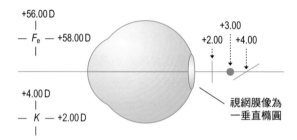

圖 7.13　Rx = −2.00 DC × 180（未矯正眼）。見內文解釋。

$$F_{sp180} = \frac{K_{180}}{1+(dK_{180})}$$

$$F_{sp180} = \frac{+2.00}{1+(0.016 \times +2.00)} = +1.94 \text{ D}$$

$$F_{sp90} = \frac{K_{90}}{1+(dK_{90})}$$

$$F_{sp90} = \frac{+4.00}{1+(0.016 \times +4.00)} = +3.76 \text{ D}$$

　　矯正眼鏡鏡片的主屈力為 **+1.94 D along 180** 以及 **+3.76 D along 90**。以球－柱形式表示為 **+1.94 DS / +1.82 DC × 180**。

例題 7.9

一折射性屈光不正簡化眼的眼屈光為 −6.00 DS / −4.00 DC × 90，試問這個眼的散光是哪一種類型？並求簡化面屈光力及眼軸長。假如未矯正眼看遠方的點狀物，模糊視網膜像的形狀為何？假如瞳孔直徑是 4.50 mm，試計算模糊視網膜像的大小。說明在下面四種情況焦線的位置 (a) 未矯正眼，(b) −6.00 D 隱形眼鏡貼在簡化面上，(c) −8.00 D 隱形眼鏡貼在簡化面上，(d) −10.00 D 隱形眼鏡貼在簡化面上。

　　這個眼有複合近視散光（反規性）。牽涉散光的問題，屈光不正多半源自折射性。再一次，我們可以假設軸長是標準的 22.22 mm，眼睛的折射率是標準的 4/3，屈光長度是 +60.00 D。簡化面屈光力 F_e 如下：

$$F_e = K' - K$$

$$F_{e180} = K' - K_{180} = +60.00 - (-10.00) = +70.00 \text{ D}$$

$$F_{e90} = K' - K_{90} = +60.00 - (-6.00) = +66.00 \text{ D}$$

　　垂直經線生成一水平線像，此線像最靠近視網膜。成在視網膜的像因此是一個離焦橢圓，它的主軸是水平的。

　　在這一題中，遠方的物是一個點，要知道像的大小，我們需要計算模糊盤的直徑。成在近視眼中的模糊盤大小 y 為：

$$y = p \times \frac{k' - f_e'}{f_e'}$$

其中 p 為瞳孔直徑，f_e' 為簡化面焦距。散光的情況一如往常，我們每件事情要做兩遍。

　　簡化面的焦距為：

$$f_e' = \frac{n_e}{F_e} \qquad f_e' = \frac{4/3}{+60.00} = 0.02222 \text{ m}$$

　　不要忘記折射率！輪流取每條經線：

水平經線

$$f_e' = \frac{n_e}{F_e} \qquad f_e' = \frac{4/3}{+70.00} = 0.01905 \text{ m}$$

$$y = p \times \frac{k' - f_e'}{f_e'}$$

$$y = 4.5 \times \frac{22.22 - 19.045}{19.045} = 0.750 \text{ mm}$$

垂直經線

$$f_e' = \frac{n_e}{F_e} \qquad f_e' = \frac{4/3}{+66.00} = 0.02020 \text{ m}$$

$$y = p \times \frac{k' - f_e'}{f_e'}$$

$$y = 4.5 \times \frac{22.22 - 20.202}{20.202} = 0.450 \text{ mm}$$

模糊的視網膜像為一水平橢圓，大小為 0.750 mm × 0.450 mm。

至於這一題的最後部分，四種情況顯示於圖 7.14。

例題 7.10

一個具有折射性屈光不正的未矯正與無調節簡化眼，看向一個由垂直線與水平線構成的十字形物。眼屈光是 −2.00 DS / −2.00 DC × 90。十字形物位在簡化面前 1/2 m, 1/3 m, 1/4 m 處。試描述每個情況視網膜像的性質。

在未矯正眼裡，垂直線像成在視網膜前 −4.00 D，水平線像成在視網膜前 −2.00 D。最小混淆盤成在視網膜前 −3.00 D（兩個線像屈光度中間）。未矯正眼的視網膜像，為一水平模糊橢圓（橢圓的方向與最接近視網膜的線像相同）。要一個點像成在視網膜上，到達簡化面的聚散度必須是 −2.00 D along 90 以及 −4.00 D along 180。

十字形位於 1/2 m 處

當十字形位在眼前二分之一公尺處，到達簡化面的聚散度 L 是：

$$L = \frac{1}{l} = \frac{1}{-0.50} = -2.00 \text{ D}$$

這有把整個散光光束往右移 2.00 D 的效果。現在水平的線像成在視網膜上。垂直的線

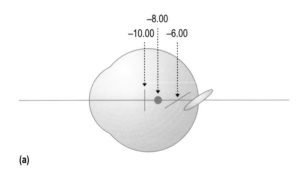

(a)

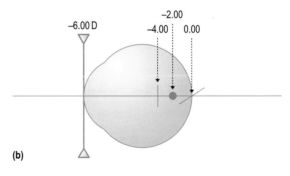

(b)

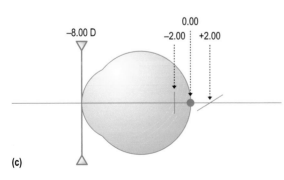

(c)

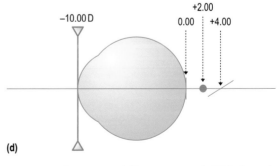

(d)

圖 7.14 　(a) 未矯正眼（視網膜像是一個模糊橢圓）。(b) −6.00 D 隱形眼鏡貼在簡化面上（視網膜像為一水平線）。(c) −8.00 D 隱形眼鏡貼在簡化面上（視網膜像為一模糊盤）。(d) −10.00 D 隱形眼鏡貼在簡化面上（視網膜像為一垂直線）。

像成在視網膜左方 –2.00 D，且最小混淆盤成在視網膜左方 –1.00 D。十字形的像，看起來水平線清晰，垂直線模糊。

十字形位於 1/3 m 處

當十字形在眼前三分之一公尺處，到達簡化面的聚散度 L 是 –3.00 D。在這個情況，最小混淆盤成在視網膜上，水平線像成在視網膜後 1.00 D，而垂直線像成在視網膜前 1.00 D。十字形的像因此是離焦的，但在兩經線有相同程度的模糊。這是因為兩個線像，在屈光度上等距落在視網膜兩邊。

十字形位於 1/4 m 處

當十字形在眼前四分之一公尺處，到達簡化面的聚散度 L 是 –4.00 D。這有把整個散光光束往右移 4.00 D 的效果，讓垂直線像成在視網膜上。水平線像成在視網膜右方 +2.00 D，最小混淆盤成在視網膜右方 +1.00 D。十字形的像因此看起來垂直線清晰，水平線模糊。

散光性屈光不正的檢測與矯正

散光性屈光不正可用**扇塊圖**或**十字圓柱法**來檢測與度量。此兩方法會在第 11 章討論。

第 7 章結語

這一章有些冗長，或許也有些複雜，不過它涵蓋了：

- 散光的徵兆、症候、原因與矯正。
- 散光的分類。
- 規則性與不規則散光。
- 未矯正散光眼視網膜像的形成。
- 散光情況下的眼屈光與眼鏡屈光。
- 未矯正與矯正後散光眼的視網膜像大小。

務必記得重要的一點，當處理散光的問題時，我們基本上每樣事情要做兩遍！

進階閱讀

Freeman M H, Hull C C (2003) *Optics*. Butterworth-Heinemann, Oxford.

Rabbetts R B B (1998) *Bennett and Rabbetts' Clinical Visual Optics*. Butterworth-Heinemann, Oxford.

Tunnacliffe A H (1993) *Introduction to Visual Optics*. Association of the British Dispensing Opticians, London.

視網膜鏡檢查法

簡介

視網膜鏡檢查法是測定病人屈光誤差的客觀方法,也可能是驗光實務上最普遍使用的客觀屈光技術。由於這種技術完全客觀,所以病人對結果沒有什麼話說。屈光誤差的客觀量測,對那些在主觀的屈光上無法合作的病人(如小孩及發展遲緩者),是唯一可利用的評量。這種量測法在下述情況中也受到相當的依賴,諸如在主觀回應有限的情況(非英語母語病人),及主觀回應很差(包括一些弱視者)或不可靠(裝病者)的病人。對一般病人來說,視網膜鏡檢查法提供了屈光誤差的客觀首測,然後再藉主觀的屈光讓量測結果更準確。

雖然自動屈光計在屈光誤差量測上愈趨普遍,因為助手就可以操作它們,但一位能幹的視網膜鏡檢師在一天的工作裡,不論在速度或準確度上,仍很可能勝過自動屈光計。自動屈光計對於高屈光誤差、瞳孔小、介質混濁或假性晶狀體症的病人來說,可能會不可靠或無法測得結果。

視網膜鏡檢查法通常與主觀法一起使用,但就如上文所提,在某一些情形中,它必須在沒有主觀法的幫忙下,提供最後結果。這些情形包括:

- 病人視力的限制使得主觀方法不可靠,如嚴重弱視者。
- 因有限的認知與溝通能力使主觀判定不可靠者。年紀很小的幼童、阿茲海默症患者,和學習障礙者也可歸於這個類別。

做視網膜鏡檢查時,一束錐形或柱形的光照入病人的眼睛,觀察從視網膜反射的光之移動。視網膜鏡檢查法可與眼鏡鏡片的消解作用(手動)做比較(表8.1)。在做視網膜鏡檢查法時,可把試驗鏡片放在試鏡架裡,用來消解病人的屈光誤差。

視網膜鏡檢查法有兩個基本方法。最普遍的是靜態視網膜鏡檢查法,病人的眼調節受到控制或壓抑。第二個方法是動態視網膜鏡檢查法,這個方法容許眼調節。這在測定小孩時是有幫助的。

甚至當與主觀法一起使用時,視網膜鏡檢查法可以透露一些訊息,而這些訊息是無法從主觀屈光得到的。有遠視的人,主觀上常不能接受完全的正鏡片矯正,而視網膜鏡檢查法可以顯示這不易察覺的因素。此外,視網膜鏡檢查法可以在檢眼鏡檢查法(oph-thalmoscopy)之前做,所以它常是第一個觀察眼睛內部構造的機會。有一些情況會改變反射光的呈現樣貌,如下述所列:

- 從視網膜反射的光反照回晶狀體、虹膜,與角膜。這些結構的混濁在紅色背景襯托下看起來是一些暗區。把檢眼鏡放在病人眼前30至40 cm處,也可以觀察到同樣的現象。晶狀體與玻璃體的混濁用反射光回照的方法,比用檢眼鏡直接觀察還要容易看出來。
- 在色素層炎或色素瀰散徵候群的情況下,大面積透視顯現的缺陷,看起來如同虹膜上明亮的輻射狀條紋。類似的效果也可以

在虹膜切開術的病人上觀察到。在這種情況，虹膜會被視網膜所反射回來的光照射，稱為背後照光(back-lighted)。因而，裂隙燈是觀察這種情況的較好儀器。

- 圓錐形角膜扭曲反射光，並導致渦捲似的移動。
- 中央區域的視網膜剝離使反射面變形，可能看到的是暗沉的反射光。
- 緊密的軟式隱形眼鏡在中央區域的頂間隙，造成反射光的變形。

使用自動屈光計無法觀察到上面幾點情形。值得注意的是，假如儀器的光度足夠的話，我們實際上是有可能利用視網膜鏡與強正透鏡來執行間接檢眼鏡檢查。

本章內容

- 視網膜鏡檢查法的一般原理與臨床技術
- 視網膜鏡檢查中反射光移動的形成
- 工作距離
- 視網膜鏡檢查法裡與年齡有關的誤差
- 條紋與斑點視網膜鏡檢查法
- 視網膜鏡檢查的準備
- 視網膜鏡檢查基本的方法
- 困難的視網膜鏡檢查
- 調節性張力
- 近注視之視網膜鏡檢查法
- 睫狀肌麻痺的屈光
- 驗配隱形眼鏡之視網膜鏡檢查

視網膜鏡檢查法的一般原理與臨床技術

最早的視網膜鏡只是一根棍桿上的鏡子，雖然近代的設計要複雜一些。現代的儀器，內部有一個光源與一面有角度的鏡子，鏡子中央有個視孔，或鏡子本身是半鍍銀的，以便觀察病人瞳孔裡的反射光。此外，有一根內含一面正透鏡的環管，可以上下移動以改變透鏡到光源的距離。

做視網膜鏡檢查時，一束錐形光照入眼睛。一部分光通過瞳孔並被病人的視網膜反射；其餘的光照在眼睛附近組織上，形成一臉表光斑。操作者繞任何一個軸（垂直、水平，或任一斜軸）擺動（傾斜）視網膜鏡，並觀察從病人視網膜反射的光的移動。這個反射的光叫做**反射光** (reflex)。執行視網膜鏡檢查時，將視網膜反射光的移動與臉表光斑的移動做比較。有三個移動／比較的選擇：

1. 不管視網膜鏡怎麼擺動，視網膜反射光都沒有移動，整個瞳孔發著亮光。這會在屈光正常眼看到。

表 8.1　手動消解 vs. 視網膜鏡檢查法

手動消解	視網膜鏡檢查法
固定的視力測定物。	測試物在視網膜上移動（視網膜的光斑或反射光）。
試驗中的鏡片是可以移動的。	試驗的「鏡片」是眼睛，因此是不移動的。
影像移動的方向與速度決定鏡片屈光力。	反射光移動的方向與速度決定處方。
將屈光力已知的試驗鏡片與未知的放在一起，直到發生消解。	將屈光力已知的試驗鏡片放在眼睛前的試鏡架，直到反轉。
終點沒有影像移動。	終點是反射光的快速移動與消失（瞳孔充滿光）。
取自 Rabbetts (1998)。	

2. 當與病人臉的表面光斑移動做比較時，視網膜反射光會有「逆向」移動。這會在近視眼看到。

3. 當與病人臉的表面光斑移動做比較時，視網膜反射光會有「隨同」移動。這會在遠視眼，以及特定情況下的低度近視眼看到。

視網膜鏡檢查法做為一種臨床技術，準確度有賴觀察者從病人瞳孔看到的反射光移動，其對這移動的解讀能力。

綜上所述：

- 視網膜鏡投射一光斑在病人的視網膜上。
- 這光斑做為「第二光源」，從這光源出來的光被病人的眼睛折射。

從病人眼睛出來的光為下列之一：

- 在遠視眼，出來的光是發散的，且會看到隨同移動。
- 在屈光正常眼，出來的光是平行的，瞳孔會「充滿」著光。
- 在近視眼，出來的光是會聚的，且會看到逆向移動。

視網膜鏡檢查的最終結果，是「消解」眼睛的屈光誤差。這個情形稱為**反轉** (reversal)，就是當瞳孔「充滿」著光，或者是「發亮」時。要達到反轉，即把適當的試驗鏡片放在眼睛前以消解「隨同」或「逆向」移動。假如看到的是逆向移動，操作者就得把負鏡片加到試鏡架上。如果看到的是隨同移動，則將正鏡片加到試鏡架上。不論是哪一種情況，都得透過加試驗鏡片直到達成反轉。

當病人眼睛的遠點與操作者的瞳孔平面重疊時，「反轉」現象即會發生。當趨近這一點時，反射光的移動變快，但在反轉發生的那一刻，就看不到移動了，因為操作者全部的視野同時都被照亮了。反射光移動的速度有很大的實用價值，因為有經驗的操作者，可以只憑觀察反射光移動的方向與速度，來估計屈光誤

差。屈光誤差愈低，反射光移動愈快。較高的屈光不正會導致較慢的反射光移動。

一般使用這儀器時會讓環管下到底，這意謂光離開儀器時是發散的。若將環管往上移，離開儀器的光束就沒那麼發散 (並且最終會會聚)，而反射光也更亮。但是，反射光移動的方向是反過來的，即近視為「隨同」，遠視為「逆向」。

視網膜鏡檢查中反射光移動的形成

視網膜鏡檢查中觀察到的反射光移動，其形成圖示於圖 8.1 至圖 8.4。為了更清楚了解這個可能有點難懂的概念，這些圖都已經過簡化。

在圖 8.1，視網膜鏡位在近視眼前某段距離。此距離稱為工作距離，通常在 50 至 66 cm 之間。視網膜鏡維持在垂直的平面上 (沒有傾

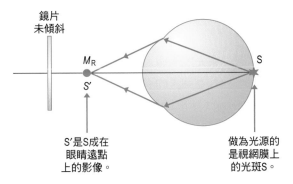

圖 8.1 近視：請見內文說明。

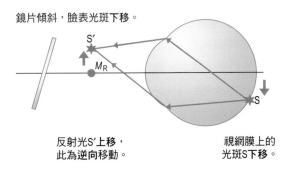

圖 8.2 近視：請見內文說明。

鏡片
未傾斜

S′是S成在
眼睛遠點
上的影像。

S

M_R

S′

做為光源的
是視網膜上
的光斑S。

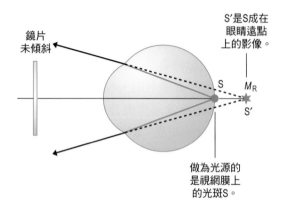

圖 8.3　遠視：請見內文說明。

鏡片傾斜，
臉表光斑下移。

M_R

S

S′

反射光S′下移，
此為**隨同移動**。

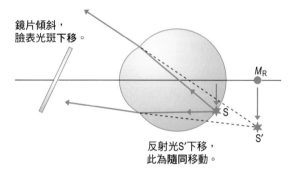

圖 8.4　遠視：請見內文說明。

斜)，且一束光照入病人的眼睛。視網膜鏡投射一個光斑 (S) 在病人的視網膜上。這光斑充當第二光源，從 S 離開的光被病人的眼睛折射。由於眼睛的屈光力是正的，因此離開眼睛的光為會聚，又因為眼睛的屈光力大於 +60.00 D (近視眼)，離開的光會聚在眼睛前的焦點 S′。光來到這位於眼睛遠點處的焦點，因此 S′ 與遠點 M_R 重合。

　　圖 8.2 顯示相同的近視眼。這一次視網膜鏡是傾斜的，導致臉表光斑往下移動。視網膜光斑 S 也往下移動。光，以與圖 8.1 所描述完全一樣的方式受到眼睛折射，且其焦點 (S′) 再度與眼睛遠點的平面重疊，只是這次在上面。所以，臉表光斑往下移動，而眼睛遠點平面的聚焦光往上移動。這顯然是在近視眼看到的反射光**逆向**移動。

　　圖 8.3 的視網膜鏡位在遠視眼前方。視網膜鏡維持在垂直的平面上 (沒有傾斜)，一束光照入病人的眼睛。視網膜鏡投射光斑 (S) 在病人的視網膜上。這光斑做為第二光源，且從 S 離開的光被病人的眼睛折射。再一次，由於眼睛的屈光力為正，因此離開眼睛的光是會聚的。不過這一次，眼睛的屈光力小於 +60.00 D (遠視眼)，離開眼睛的光沒有來到一焦點。我們必須向後追蹤離開眼睛的光線，以找到虛焦點 S′。這虛焦點位於眼睛的**遠點**處，因此 S′ 再一次與 M_R 重合。

　　圖 8.4 顯示相同的遠視眼。這一次視網膜鏡是傾斜的，使得臉表光斑往下移動。視網膜光斑 S 也往下移動。光，以與圖 8.3 所描述完全一樣的方式受到眼睛折射，其焦點 (S′) 再度與眼睛遠點的平面重疊，但是這一次在下面。所以，臉表光斑往下移動，且眼睛遠點平面的聚焦光也往下移動。這顯然是在遠視眼看到的反射光**隨同移動**。

工作距離

　　當執行視網膜鏡檢查時，讓操作者站在遠處既不可能也不實際。一般的工作距離，是「手臂長度」的距離，也就是 50 至 66 cm 之間。由於視網膜鏡在效果上相當於近物，它在眼睛的平面上造成了負的聚散度，例如，假設視網膜鏡握在距離 50 cm 處，就有 −2.00 D 的聚散度入射到眼睛。這工作距離的聚散度，在做視網膜鏡檢查前必須要消解掉，或是在最後處方時要計算到。

　　再舉一個例子，對處方為 −3.00 D 的病人來說，假設我們要在 −50 cm 處做視網膜鏡檢查。在這個距離，從視網膜鏡到達眼睛的聚散度為 −2.00 D。要消解這個負聚散度，必須要在視網膜鏡檢查前，把 +2.00 D 試驗鏡片放進試鏡架裡，此鏡片即稱為**工作距離鏡片**。現在可以

做視網膜鏡檢查了，且把 –3.00 D 試驗鏡片放在眼睛前時，消解 (反轉) 即會發生。假如沒有使用工作距離鏡片 (+2.00 D) 的話，把 –1.00 D 試驗鏡片放在眼睛前，消解 (反轉) 也會發生。記得，儀器本身產生的聚散度為 –2.00 DS，如果再加上 –1.00 D 的試驗鏡片，就會產生合併的屈光力 –3.00 D，此合併的聚散度即造成反轉。沒有使用工作距離鏡片的話，在寫下最後結果時，操作者務必記得要為試鏡架鏡片的屈光力，加上適當的負屈光力 (在此情形為 –2.00 D)，否則病人的視力將會相當的模糊！

最普遍的工作距離是 2/3 m，對應 +1.50 D 的工作距離鏡片。對多數操作者來說，大致是一個手臂的距離。不管選了什麼工作距離，重要的是在整個過程裡要維持這個距離，否則就會產生誤差。有時候由於某些情況，必須變更工作距離，譬如病人的介質因白內障變得朦朧，不移近些 (比如說到 30 cm，即 –3.00 D)，要看到反射光很困難。較近的工作距離產生的反射光較亮，因此較容易看到，此現象拜平方反比定律所賜。

有些操作者總是用工作距離鏡片來抵消負聚散度，然而其他的操作者則不這麼做。每個方法都有它自己的優點與缺點。假如不用工作距離鏡片，曾有操作者忘記將適當的負屈光力加到試鏡片的屈光力，以得到最後結果。不用工作距離鏡片的另外一個缺點是，在低度近視的情況下，可能會觀察到隨同移動，這在工作距離聚散度大過屈光誤差時會發生。在效果上，工作距離聚散度過度矯正了屈光誤差，使得近視眼仿如遠視眼，以致於觀察到隨同移動。假如使用工作距離鏡片，它等於增加了另一個會造成反射的元件，從而減少了到達操作者眼睛的光。它也把戴起來已經不舒服的試鏡架又額外增加了重量。兩者相抵，作者工作時偏愛不使用工作距離鏡片。

表 8.2　適當的工作距離鏡片容差

工作距離 (cm)	工作距離鏡片 (D)
25	+4.00
33	+3.00
40	+2.50
50	+2.00
66	+1.50
80	+1.25
100	+1.00

表 8.2 顯示幾種不同的工作距離，以及對應的工作距離鏡片。

例題 8.1

以工作距離 2/3 m 從事視網膜鏡檢查，試鏡架沒有工作距離鏡片。當把 –4.00 DS / –2.00 DC × 90 的 sph-cyl(球面的一圓柱面的) 組合鏡放進試鏡架時，發生了反轉。試計算眼鏡屈光。

工作距離為 2/3 m 時，試鏡架平面上由視網膜鏡產生的負聚散度，在所有經線上皆為 –3.00 D。在試鏡架平面的總聚散度為：

$$–3.00 + (–4.00) = –7.00 \text{ D along } 90$$
$$–3.00 + (–6.00) = –9.00 \text{ D along } 180$$

客觀的眼鏡屈光因此為：

$$–7.00 \text{ DS} / –2.00 \text{ DC} × 90$$

留意圓柱值沒有改變。這是因為視網膜鏡對兩個經線都增加了 –3.00 D，使得兩個主屈力的差仍是 2.00 D，因此圓柱值沒有改變。記得圓柱值僅只是兩個主屈力的差。

例題 8.2

一位病人有 +3.00 DS / –5.00 DC × 180 的屈光誤差。以工作距離 2/3 m 從事視網膜鏡檢查，試

73

鏡架沒有工作距離鏡片。試計算要達到反轉試驗鏡片所需的屈光力。

工作距離為 2/3 m 時,試鏡架平面上由視網膜鏡產生的負聚散度,在所有經線上皆為 −1.50D。在水平經線,屈光誤差為遠視 (+3.00D)。因此要達到反轉,在水平經線所需的屈光力為 +1.50D,以抵消工作距離聚散度,與 +3.00D 以矯正屈光誤差:

$$+1.50 + (+3.00) = +4.50 \text{ D along } 180$$

在垂直經線,屈光誤差為近視 (−2.00D)。由於視網膜鏡在試鏡架平面產生的負聚散度為 −1.50D,要達到反轉的屈光力,在垂直經線為 −0.50DS。

在沒有工作距離鏡片的情況下,要達成反轉,試鏡架裡鏡片所需的屈光力為:

$$+4.50 \text{ D along } 180 \text{ and } -0.50 \text{ D along } 90$$

以球—柱形式表示,如下:

$$+4.50 \text{ DS}/-5.00 \text{ DC} \times 180$$

再一次留意圓柱值沒有改變。這是因為視網膜鏡對兩個經線都增加了 −1.50D,使得圓柱值沒有改變。要記得,圓柱值僅只是兩個主屈力的差。

從上面的例子,我們可以斷定,假如做視網膜鏡檢查沒有使用工作距離鏡片,試驗鏡片要達到反轉所需的屈光力,在遠視情況下會大於實際的客觀值,近視則小於實際的客觀值。在這兩個情況,它們的差都等於工作距離聚散度。

視網膜鏡檢查法裡與年齡有關的誤差

視網膜鏡檢查法有高估年輕病人的遠視,且低估年老者遠視的傾向。Millodot 與 O'Leary (1978) 發現,視網膜鏡檢查法和主觀判定之間的差異,與病人的年齡具有線性關係。視網膜鏡檢查法容易有球面像差,而且當病人有大瞳孔時,這會對反射光周邊部分的移動 (這應被忽略) 造成一些差異。色像差也會發生,但這兩種像差都沒有大到足以造成這個與年齡有關的差異。Millodot 與 O'Leary 提出的看法是,在年輕人的情況下,反射光大部分是從光感受器前的內界膜 (internal limiting membrane) 反射。當年齡增加,這層膜的反射率降低,較大比例的光即從更深層的 Bruch 氏膜反射。

條紋與斑點視網膜鏡檢查法

斑點視網膜鏡投射一個圓光點在病人的視網膜上。條紋視網膜鏡則將其燈泡的線形燈絲,生成一細長的像,還可以旋轉 360°。兩種視網膜鏡都能滿足所需。條紋視網膜鏡目前比較流行,而且若有高圓柱屈光,用條紋式來判定軸要稍微容易些 (雖然斑點式使用者可能不同意這一點)。但是,對低度散光來說,斑點視網膜鏡可能較佳。有些儀器現在有可以互換的燈泡,操作者可選擇最適切的方法來做。

視網膜鏡檢查的準備
正或負圓柱?

如果使用條紋視網膜鏡,用正圓柱比較能產生清楚、易消解的反射光。因為這個原因,那些必須依賴視網膜鏡檢查法做為唯一可行技術 (例如有特殊需求的病人) 的操作者,偏好使用正圓柱。可是,如果使用負圓柱的話,眼調節比較能控制。負圓柱在例行屈光檢查用得比較普遍,大部分屈光計頭只有負圓柱。

測量瞳孔間距

準確戴好試鏡架很重要,若沒戴好,所得

的結果會有不小的人為誤差。遠距離的瞳孔間距 (DPD) 應以適當的方法測量。近距離的瞳孔間距 (NCD) 可以在試鏡架上放把量尺，指示病人看著操作者的鼻梁來測量。將尺上零的位置與病人的右眼對齊，NCD 的值由左眼的位置得出。可是，實際的 NCD 會隨著病人的 DPD 與工作距離而變，所以除非你知道這些數值，並將你的鼻子準確放在正確的位置上，否則測量就不是很準確。假如 DPD 與工作距離都已知，所需的 NCD 可由表 8.3 得出。「適配距離」指的是從鏡片的後頂點到眼轉動中心的距離。

調整試鏡架

視網膜鏡檢查開始前，試鏡架開孔的中心應設好與 DPD 相配。如果臉部有明顯的不對稱，可能需要量單眼瞳距，並據以調整試鏡架。如果施行近注視視網膜鏡檢查，可調整試鏡架開孔的中心使其等於 NCD，並藉調整試鏡架上的鼻梁架，以便往下戴一點。

試鏡架應是水平的，並且要留一些餘地給任何可能存在的臉部不對稱。假如架子不水平，測到的圓柱軸可能是錯的，而且垂直的稜鏡效應，可能會在接下來的主觀雙眼試驗增加人為誤差。架子的**前傾角**與**頂點距離**都應在合理的值。假如架子有不適當的傾斜，高屈光度的處方在球與圓柱屈光，可能都有不小的誤差。假如任一主經線的屈光力超過 ±5.00 D，就要測量頂點距離，並寫在紀錄卡裡。

加鏡片到試鏡架

球面鏡應放在試鏡架後面的凹槽。當有一個以上的球面鏡在試鏡架裡，應把屈光力強的放在後面，以將頂點距離效應降至最低。可是，假如操作者使用的是 Oculus 試鏡架或類似產品，因為上面嵌裝有頂點距離刻度尺，因此屈光強的鏡片要放在離背端面最近的後凹槽。這凹槽是刻度尺的度量參考點。

當更換球面鏡時，要確保不要讓病人的度數不夠正 (under-plussed)，因為這會刺激眼睛去調節。最好在目前的鏡片尚未移走前，加入下一塊正鏡片。現代的試鏡架可能需要一點技巧，但多練習就熟能生巧。重要的一點是，確

表 8.3 近距離瞳孔間距 (NCD) 做為遠距瞳孔間距 (DPD) 與工作距離的函數

DPD (mm)	工作距離 (cm)						
	20	25	30	35	40	45	50
54	48	49	50	50	51	51	51
56	49	51	51	52	52	53	53
58	51	52	53	54	54	55	55
60	53	54	55	56	56	57	57
62	55	56	57	58	58	58	59
64	56	58	59	59	60	60	61
66	58	60	61	61	62	62	63
68	60	61	62	63	64	64	65
70	62	62	64	65	66	66	66
72	63	65	66	67	67	68	68
74	65	67	68	69	69	70	70
76	67	69	70	71	71	72	72

適配距離是 27 mm。

定所有的鏡片在整個過程都保持乾淨。就過去的經驗來說，這一點往往未能如願，所以養成習慣，把每一片鏡片在加到試鏡架前都用拭鏡布清潔一下，是很有用的。

視網膜鏡檢查法所用的目標物

理想的目標物能促進準確與穩定的注視，但不會刺激眼調節。有幾種不同的目標物可使用，而且最後的結果可能也沒有什麼差異，但是有一點證據顯示，雙色測試裡綠色濾光片上的圈環，可能是造成最少調節的目標物 (McBrien 與 Taylor 1986)。在沒有任何相反證據的情形下，綠色濾光片上的圈環，會是視網膜鏡檢查推薦使用的注視目標物。

燈光條件

黑暗的房間會使得瞳孔擴張，更容易看到反射光，但完全的黑暗又會刺激眼調節。太暗的話也可能很難找到試驗鏡片或病人。

在視軸上工作

最好在視軸 5° 角內工作，水平與垂直都是。調整椅子的高度，讓測試圖比病人高一些，使得病人要稍微往上看。假如操作者在水平方向離軸 10° 工作，會產生 –0.50DC×90 大小的誤差。除非操作者其中一眼的視力減退，否則慣常上要以右眼測試病人的右眼，以左眼測試病人的左眼。假如無法做到這點，就要採用 Barrett 的方法 (見後續說明)。為了水平方向能對準，需指示病人看著雙色測試的綠色目標物。操作者接著把頭伸進來擋住目標物，然後再慢慢移開直到病人剛好可以看到目標物。應要求病人告訴操作者，是否他的頭仍擋住視線，雖然這點不用過度強調，除非操作者特別能容忍插嘴。

操作者應離病人一段距離工作，讓他們能更換試鏡架裡的鏡片，而不用改變身體的位置，對大部分人來說，這意謂工作距離小於預期的標準值 2/3 m。只有很高或手臂很長的人可以在 2/3 m 的距離工作，對許多人來說，1/2 m 比較實際。不過，多少距離無關緊要，只要使用適當的工作距離鏡片，而且整個測試都維持同樣的距離即可。要量測習慣常用的工作距離，以便能用適當的工作距離鏡片。每次更換完鏡片，操作者可以用手臂測量，以確保他們回到同樣的距離。通常用手指的底部或腕部當作參考點，因為這可以讓操作者更換鏡片又不改變身體的位置。假如認定的工作距離容差有誤，球面屈光就會出現誤差，例如，假使工作距離比工作距離鏡片所預期的距離要長或是短 10 cm，那麼在 2/3 m 處，球屈光力的誤差是大約 0.25 D。很重要的一點是，工作距離愈短，每 10 cm 變化所造成的誤差愈大。

朦糊策略

視網膜鏡檢查中，負責注視的那隻眼睛會控制調節，所以必須讓它看東西朦朧，以確保沒有調節。可是，如果這做過頭了，又會引發調節，因此朦糊化應小於 2.00 D。首先，用可能是完全矯正的度數來矯正兩眼，這要依據病人目前的矯正 (如果有的話)、遠距視力、症候與病史，以及工作距離容差等。開始整個過程前，用視網膜鏡檢查注視的眼睛，是否所有的經線皆有逆向移動。視網膜鏡檢查中，要不時將視網膜鏡移回注視的眼，確定它仍是朦朧的，而且所有的經線皆有逆向移動，對遠視的病人這特別重要。

視網膜鏡檢查基本的方法

基本上視網膜鏡檢查包含三個階段：
1. 起初鏡片的選擇，以便能產生容易解讀的反射光。
2. 認明主經線，以及散光軸。

3. 消解兩主經線的屈光誤差,以確立病人屈光誤差中的球面屈光力與圓柱屈光力。

起初的鏡片

　　如果能夠拿到病人最近的一份眼鏡處方,就會有好的起始點。假如病人遺失了眼鏡,或是沒有先前的處方,那就可以考慮無輔助視力與遠點。在這個階段多思考一下,就可以省卻許多時間與努力。當消解的正經線愈來愈多,沒有什麼理由可以阻止操作者檢驗一下視力 (VA),來得到需要負圓柱屈光力的這種想法。無輔助遠距視力,與近視和表現遠視 (manifest hypermetropia) 者的屈光誤差有關聯,這顯示在表 8.4。

　　純粹散光下的屈光誤差,或球面屈光已完成消解,其所需的圓柱屈光可從表 8.5 來估計。

　　要知道表 8.4 與表 8.5 裡的數值只是平均值。瞳孔小的病人 (通常為老視者) 相較於瞳孔大的人,每屈光度感受到的模糊會較少。圓柱軸也會影響視力,因為 90/180 的軸比斜的軸 (如 45) 模糊要少。對那些未矯正近視的人來說,真正的遠點 (連小型印刷字體都能看清楚),是與屈光誤差成反比 (表 8.6)。這個資訊也能為視網膜鏡檢查,提供有用的起始點。

　　工作鏡片應併入到矯正的球面鏡裡。用單獨的工作鏡片除了會增加額外的反射,也用掉了試鏡架裡可能為了病人處方而需要的空間。為了理想的起始點,我們會要病人看遠時有輕微的朦糊 (過度的正,over-plussed),以阻止調節,但當然要小於 2.00 D。最容易解讀的反射光,是迅速的「隨同」移動,應該要發生在你這個工作距離,而且病人是處在輕微不夠正的情況下。由於視網膜鏡與病人的分離有 1.50 D,對於他們注視的距離來說,病人仍然是有幾分朦糊的。

認明主經線

　　當對任何一個有散光的眼睛進行視網膜鏡檢查時,會有兩個經線,沿著這兩經線的方向,瞳孔反射光的移動與視網膜鏡光束移動的方向平行。這即是眼睛的主經線,沿這經線分別是眼睛最小與最大的屈光力。因此,若一個眼的球面─圓柱屈光誤差為 +1.00 DS / −2.00 DC × 180,

表 8.4　未矯正球面屈光的視力 (近視或表現遠視)

視力	同等的球屈光 (近視或表現遠視)
6/5	Plano
6/6	0.25–0.50 DS
6/9	0.50–0.75 DS
6/12	0.75–1.00 DS
6/18	1.00–1.25 DS
6/24	1.25–1.75 DS
6/36	1.75–2.25 DS

表 8.5　未矯正圓柱屈光的視力

視力	散光誤差
6/5	0.25 DC
6/6	0.50–0.75 DC
6/9	1.00–1.25 DC
6/12	1.50–1.75 DC
6/18	2.00–2.25 DC
6/24	2.50–3.00 DC
6/36	3.25–4.00 DC

表 8.6　未矯正近視的遠點

未矯正球面屈光誤差 (D)	真正遠點的位置 (cm)
−2.00	50
−4.00	25
−6.00	16.7
−8.00	12.5
−10.00	10
−12.00	8.3

則主經線是在 180 與 90。最大的正屈光力沿著 180 的方向 (即負圓柱軸)，最大的負屈光力 (最小的正屈光力) 沿著 90 的方向。

要找出主經線，先將視網膜鏡光束沿著一系列不同的經線掃過眼睛，直到看見中央的反射光隨著光束移動。現在這個移動的方向對應其中一條主經線，並且除非散光是比較少見的不規則型，否則第二主經線會與第一主經線成 90 度角。假如視網膜鏡光束沿著其他任一經線移動，反射光的移動將逸離視網膜鏡光束移動的方向。如果使用條紋視網膜鏡，並且是中度到高度的散光性屈光不正，甚至在光束靜止不動時偏離也會很明顯 (圖 8.5)。轉動條紋可將反射光排成一線，且因此識別出掃動的方向 (圖 8.6)。

當光束沿一非主經線掃動時，反射光在與其長軸成直角的方向斜著移動。靜止時反射光的轉動，可經由旋轉光束使其與反射光排成一線來予以修正。此時，光束與反射光都沿著其中一條主經線，而第二條主經線則與這主經線互成直角。當反射光沒有沿著其中一條主經線與光束排成一線時，它也比排成一線時看起來粗一些。

Francis (1973) 把這個現象應用到一種方法裡，對低度散光特別好用。當把眼睛最遠視的經線方向，人為弄成約 1.00 D 的近視時，反射光會最粗。這可經由把視網膜鏡的環管放到最低，大略的認明並消解最遠視的經線來實現。把額外的 +0.50 DS 鏡片加到試鏡架裡，然後將光束慢慢轉個 90 度。假如沒有散光，反射

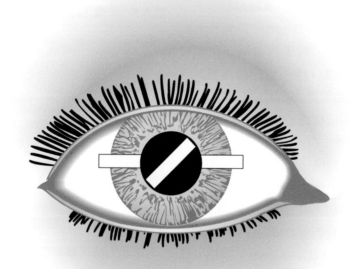

圖 8.5 中度到高度散光，這個偏離甚至在光束靜止不動時也很明顯。(經 Elsevier Ltd. 許可，取自 Harvey and Franklin 2005)

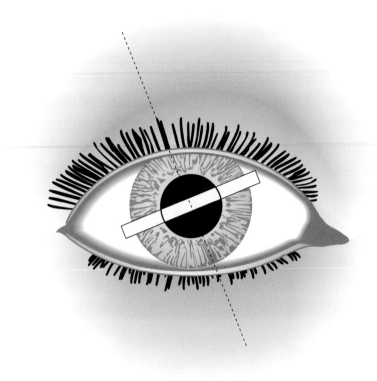

圖 8.6 轉動條紋可將反射光排成一線，並且識別出掃動的方向。（經 Elsevier Ltd. 許可，取自 Harvey and Franklin 2005）

光會一直維持原來的粗細。當光束轉到負圓柱軸時，即使只有一點散光，也會致使反射光填滿瞳孔。一旦軸識別出來，就可移開額外的 0.50 D，開始著手消解第二個主經線。

消解經線

一旦確認了主經線，就調整試鏡架裡的球面鏡片，直到至少理論上達成「反轉」為止。實際上，反轉不總是如我們所想的那麼明顯，與其每次改變 0.25 D 來慢慢達到反轉，用較大的間距 (0.50 D 或更多) 反而經常會快些。假如 +2.00 會有「隨同」移動，而 +2.50 會有「逆向」移動，這已經明顯到不需什麼論點了，終點就是 +2.25。假如我們要處理負圓柱，我們會希望先消解比較正的，或負最少的經線。

- 假如兩條經線都是「隨同」移動，則移動最慢的經線是比較正的。
- 假如一條經線是「隨同」移動，另一條是「逆向」移動，則「隨同」移動的經線比較正。
- 假如兩條經線都是「逆向」移動，則移動較快的經線是比較正或負較少的。

當反轉似乎是達到了，在一個範圍內的重複測試可以檢驗屈光力。下面是兩個可能的方法：

1. 稍微前後移動，反射光應從「逆向」變到「隨同」。
2. 增減個 ±0.25 D。同樣的，反射光應從「逆向」變到「隨同」。

假如用正圓柱，遠視最小的經線要先消解。教科書裡通常建議在置入圓柱元件前，先

79

消解一條經線至反轉。可是，如果兩條主經線都顯示「隨同」移動，要斷定所需的圓柱通常是比較容易的。要得到這種情況，要先消解遠視少的經線。假如現在操作者身體往病人前傾一些，或是加上 –0.25DS 到試鏡架的球面矯正裡，沿著遠視少的經線可看到快速的「隨同」移動，與其成直角的則是較慢的「隨同」移動。加上負的圓柱屈光力直到兩經線反射光的移動速度相同，與此同時加足夠的正球面 (圓柱屈光力的一半) 以保持快速的「隨同」移動。一旦兩經線反射光的速度相同，加上一個小的正球面屈光力即可達到反轉。

Parker (1966) 描述了另外一個使用條紋視網膜鏡消解的有趣方法。先以傳統的方法定出主經線。讓條紋沿著經線，然後調整環管使條紋最細。當屈光不正矯正好了，條紋的寬度會增加到消解時、反射光充滿整個瞳孔的情況。

另一個範圍內重複測試技術 (Lindner 的方法) 可用來驗證圓柱軸。假如光束與負圓柱軸成 +45 度與 –45 度角掃動，所得到的反射光應是完全相同的。可是，假如其中一項移動是「隨同」，另一是「逆向」，則負圓柱軸應往「隨同」移動的經線方向動。這個方法可用在斑點與條紋視網膜鏡。

假如使用的是斑點視網膜鏡，將光束沿著負圓柱軸掃動，即可精確定出圓柱軸。假如反射光以反時針方向對試驗圓柱移動，以反時針方向轉動試驗圓柱；假如反射光以順時針方向對試驗圓柱移動，則以順時針方向轉動試驗圓柱。當反射光沿著試驗圓柱軸移動時，此時軸就是正確的。

困難的視網膜鏡檢查

分裂的反射光與剪式移動

有時候反射光的其中一個區域，其移動方式與其他的區域不同，並且為了要消解移動，不同的區域鏡片所需的屈光力也不同 (不規則屈光)。這種情況可歸因於圓錐形角膜、角膜瘢痕，或晶狀體改變而造成。球面像差與彗形像差也可能是影響反射光外形的因素。若瞳孔大，正球面像差與彗形像差會讓眼瞳孔周圍的屈光力較強，結果是在瞳孔中央區域看到了隨同移動，在周邊區域則看到逆向移動。這個現象被稱為「剪式移動」(scissors movement)。當瞳孔擴張時，這特別容易造成混淆。這時值得檢查一下試驗鏡片是否乾淨，鏡片有沒有正確的放在中心，你是否在視軸上工作。最好是忽略周邊的反射光，集中注意於反射光的中央部分 (Charman 與 Walsh 1989)。在一範圍內重複測試也是有用的。

晶狀體混濁

往離軸的方向移動一些，以避開混濁的部分是可行的。可能也需要靠近一點工作，好讓反射光亮一些 (拜平方反比定律之賜)。

眼異常

局部的凸起或不對稱，可能意謂視網膜中央凹與那稍微離軸且造成反射光的點，並不在同一個平面上。因此，球屈光力可能有幾分不準確。

調節性張力 (Accommodative tonus)

睫狀肌，和身體裡所有的平滑肌一樣，有非自主性與自主性張力。正如這些術語用辭所提示的，非自主性張力受神經供給制約支配，而自主性張力則否。睫狀肌的自主性張力很小，不會引起任何症候，也不會受睫狀肌麻痺藥影響。睫狀肌的非自主性張力，可因完全的阿托品睫狀肌麻痺而整個鬆弛，而其他的睫狀肌麻痺藥，如鹽酸環戊通 (cyclopentolate hydrochloride) 效果就沒這麼明顯。

在完全阿托品睫狀肌麻痺的情況，與睫狀肌從阿托品麻痺效應下恢復非自主性張力之間，必須要考慮到容差。這個張力容差是對客觀判定裡的球面屈光之調整。這是為了要計入下列的事實：眼睛回復到正常狀態時，因睫狀肌功能已完全恢復，其恆常非自主性張力的作用，使得眼睛整體屈光力稍微增加一些。習慣上，在完全的阿托品睫狀肌麻痺後，所量得的客觀結果要減去張力容差 1.00 D。鹽酸環戊通不會造成完全的睫狀肌麻痺，會留下約 1.50 D 或少一些的殘餘調節力。這個睫狀肌麻痺的深度，在多數情況是足夠的；同時，在計算最後的處方時，不需要考慮張力容差。

有遠視的年輕人，由於高度調節性張力的影響，其視網膜鏡結果常比最終的主觀性屈光要正的多。在這情況下，耐心是種美德，因為如果你懷疑可能要加上更多的正鏡片，那就繼續掃動光束，提醒病人看著綠色濾片上的圓圈，直到最終看到「隨同」移動，雖然僅是短暫一瞥，也是值得的。等這個消解了，重複做下一個，直到操作者確定所有的遠視都矯正了。假如視網膜鏡檢查的結果，一直都呈現矯正不足，那就應該要檢查一下工作距離，同時放低速度、仔細慢慢做，也是明智的做法。

近注視之視網膜鏡檢查法

Barrett 的方法

在這個方法裡，病人用雙眼注視一個明亮的發光物。或者，操作者的前額也可做為目標。這個方法聲稱具有下列好處：

- 很接近視軸工作。
- 瞳孔較小，表示像差也因此較小（但反射光也比較不亮）。
- 操作者只需用一隻眼睛。這對那些一眼視力減退的驗光師特別有用。

這方法最主要的缺點，是病人會眼調節，特別是年輕的病人。不論在使用 Barrett 方法前或使用之後，一定要用單眼遠距注視來檢驗球屈光，並適當調整最後結果。

Mohindra 的方法

Mohindra (1975) 的方法，是近注視視網膜鏡檢查法的一種發展，可以在不使用睫狀肌麻痺藥的情況下，檢測嬰兒或幼童的屈光。在這個方法裡，先讓房間的燈光慢慢熄滅，鼓勵小朋友看著視網膜鏡的光。通常請父母遮住小朋友其中一隻眼睛，雖然這樣做是否具有顯著的差異，目前意見並不一致。逐漸增加正屈光力有助於放鬆調節。瞳孔起初是收緊的，但過了幾秒就會擴張。這個時候屈光誤差可能可以被消解。可以用視網膜鏡檢查架（小的球面鏡片裝在一支撐架裡）以加快速度，每個經線個別消解。藉由問小朋友他們什麼時候可以看到「光中的黑點」（即斑點視網膜鏡裡鏡子中央的視孔），如此可鼓勵小朋友做到準確的注視。

這個方法的工作距離通常是 0.5 m，所以預期的工作距離容差會是 2.00 D。可是，近視網膜鏡檢查法容易低估遠視，所以會有 1.25 D 的修正量用在成人上。有人建議，對 2 歲以上的小孩，妥適的修正量為 1.00 D，而 2 歲以下的小孩為 0.75 D。有關這個方法準確度的意見不一，尤其是對嬰兒和高度屈光誤差的病人。

睫狀肌麻痺的屈光

專門用語「睫狀肌麻痺的屈光」，通常指的是在防止或減低調節之藥物協助下的一種客觀性屈光。在藥物作用下，潛在的或不易察覺的屈光誤差可以顯現出來。睫狀肌麻痺藥藉由阻斷睫狀肌上毒蕈鹼的受體，而使它麻痺。這受體在一般常態下是接受副交感神經末梢所釋放乙醯膽鹼的刺激。由於副交感神經系統也支配

瞳孔括約肌，因此睫狀肌麻痺也伴隨瞳孔開大 (mydriasis)，表示瞳孔括約肌也麻痺了。

過去曾使用許多抗毒蕈鹼的藥物，但現在一般只用三種：硫酸阿托品、鹽酸環戊通、托品醯胺 (tropicamide)。醫藥法規在 2005 年 4 月修改 (SI 2005 766)，規定只有完成廣泛的訓練並取得 level 2 豁免的驗光師，才可以拿到硫酸阿托品。而托品醯胺和鹽酸環戊通有 level 1 豁免，所有驗光師都可以使用。托品醯胺的 1% 溶液對大一點的小孩與成人，可以達到令人滿意的睫狀肌麻痺效果，但一般認為對更小的幼童則麻痺效果不足。剩下來我們只能選擇鹽酸環戊通做為睫狀肌麻痺藥。鹽酸環戊通的製備，有兩種濃度的單一劑量量滴 (minim)：0.5% 與 1.0%。

雙眼各滴一滴的 1.0% 溶液，通常就足夠造成所需的睫狀肌麻痺效果。1% 溶液適合大多數病人。雖然一滴通常是足夠了，但對虹膜顏色較暗的病人來說，如果 15 分鐘後好像沒有什麼事發生，可能需要再滴第二滴。它不會造成完全絕對的睫狀肌麻痺，但殘餘的調節張力小於 1.50 D。不需計入「張力容差」，所以「full cyclo」可寫在處方裡。0.5% 的溶液則給 3 個月大以下的嬰兒使用，雖然一般的眼科服務很少遇到這麼小的病人。

有人發現，假如是要短期效果的藥品，1% 的托品醯胺對十多歲的病人來說，是很好用的睫狀肌麻痺藥。對成人病人而言，持續時間短是個優點，所以這也成為潛在遠視或假性近視成人病患的理想藥物。在鹽酸丙對卡因 (proxymetacaine) 之後，滴上兩滴，之間間隔 5 分鐘，通常就足夠了。

何時應做睫狀肌麻痺屈光？

把這個主題放在這一章，而不是主觀性屈光的章節中，是基於大部分「cyclos」是做在孩童的眼睛，因為他們的主觀回應不是那麼完全可靠。有些驗光師鼓吹所有的年輕新病人都要做睫狀肌麻痺檢查，這樣做的好處是能提供更可靠的屈光誤差基準數據，但要花費更多時間以及可能帶給病人一些創傷。在一般驗光實務上，多數的驗光師傾向使用睫狀肌麻痺藥，當：

- 有未診斷出來的內斜視表現。
- 父母或監護人留意到有內斜視。
- 有不穩定或失代償的內斜視。
- 有內斜視與弱視重要危險因子，如家族病史、高度屈光誤差、早產等。
- 一眼或兩眼的視力無法達到令人滿意的水平。
- 視網膜鏡檢查顯示，調節有大幅度的變動。
- 視網膜鏡檢查結果與主觀判定之間有顯著的落差。
- 懷疑有調節異常，如調節不足、調節性疲勞或調節痙攣。
- 立體鏡的視力不足或缺乏。
- 懷疑有潛在遠視或假性近視。

局部麻醉藥的使用

睫狀肌麻痺藥會令人有刺痛感，因此對在乎這點的人來說，睫狀肌麻痺屈光或多或少都是不愉快的經驗，尤其是接受麻痺的一方。使用 0.5% 鹽酸丙對卡因（一種局部麻醉藥），對這問題會有些改善。當用在眼睛時，鹽酸丙對卡因的刺痛感比起其他的局部麻醉藥要小很多，並且能完全排除隨後睫狀肌麻痺藥的刺痛感。更進一步的好處是加強了對睫狀肌麻痺藥的吸收。鹽酸丙對卡因可以量滴為單位取得，只是需保存在冷藏櫃裡，而冷藏櫃不是所有地方都有。唯一的缺點是，如果病人不喜歡第一滴，就會拒絕滴第二滴。只是，這很少是個問題，而且說一聲「這滴會覺得有點涼」似乎很管用。

滴睫狀肌麻痺藥

很少有孩童很喜歡點眼滴的。所以，以冷靜的口吻解釋接下來會發生什麼事很重要，避免「針刺」與「痛」這一類的字。假如可能的話，應該要避免說謊話，因為小孩仍然是可以接受建議的。應告訴病人這眼滴「可能覺得有點奇怪 (或涼)」。這效果出奇的好。另外，也需要用身體語言來加強口說的訊息，因為小孩很善於解讀身體語言。對多數的小小孩來說，坐在母親的腿上會覺得很有安全感。孩童可能會突然移動，而將量滴管插入孩子的眼睛絕對不是什麼好事。假如小孩能聽話配合，要求他們往下看，用你的拇指輕輕撐起上眼瞼，當滴眼滴的時候，讓量滴管的頸部抵住這拇指。假如病人移動，你的拇指會跟著移動，量滴管也就跟著移動。假如小孩不願張開眼睛，有個隱形眼鏡的老詭計可能會派上用場。當你試圖用拇指撐起上眼瞼時，突然說「現在，張開嘴巴，能多大就多大」。要張大嘴巴的同時，又要緊閉眼睛幾乎是不可能的。假如小孩緊閉眼瞼，而且堅決拒絕張開，滴三滴藥水在眼瞼邊緣的上睫毛。他們最終還是必須要張開眼睛。

與大部分藥物一樣，睫狀肌麻痺藥的使用也有可能產生不良的副作用。鹽酸環戊通的副作用包括局部炎性反應、過敏反應、眼內壓增加、中樞神經系統失調，與視力模糊等。小孩使用鹽酸環戊通經常會變得嗜睡。提了這些可能的副作用後，必須要強調的是，睫狀肌麻痺屈光的益處遠超過可能的壞處。

視網膜鏡檢查有多準確？

視網膜鏡檢查到底有多準確，這點很難真正說出，因為主要的變數是操作者的技術。Safir 等人 (1970) 與 Hyams 等人 (1971) 發現，接連兩次測量球面屈光，有 50% 的機率其差異在 0.40 DS 之內。有趣的是，重複性最好的依序為圓柱軸、圓柱屈光，以及球面屈光。Freeman 與 Hodd(1955) 發現，有經驗的視網膜鏡檢查師在每一條主經線的重複性，可以達到 ±0.25 D。這些發現說明了視網膜鏡檢查儘管不是非常準確，但可能也有所需的準確度。視網膜鏡檢查完很少就這樣結束，所以應看做是能夠快速得到屈光誤差近似值的一個好方法。

驗配隱形眼鏡之視網膜鏡檢查

在隱形眼鏡實務裡，視網膜鏡檢查有許多用途。簡單來說，包括：

- 驗配期間與事後回診時的戴鏡驗光
- 軟式鏡片貼合度評估
- 硬式鏡片視區與瞳孔的相對位置
- 雙焦隱形眼鏡區段分布的位置
- 軟式與硬式隆凸鏡片穩定性評估

在隱形眼鏡的事後回診，視網膜鏡檢查可以顯示：

- 鏡片表面的無濕區域
- 上皮波紋與凹陷
- 基質霧度 (水腫)
- 軟式鏡片表面的劣化
- 眼淚膜不全
- 存在圓錐形角膜

第 8 章結語

對驗光師來說，視網膜鏡檢查法無疑的是很重要的技術。事實上，多數驗光師對視網膜鏡 (ret) 的依賴，比任何其他儀器都要多。視網膜鏡檢查法在隱形眼鏡實務也扮演著角色，不只是戴鏡驗光，也在隱形眼鏡驗配與事後回診等方面有用處。視網膜鏡檢查的技術需要時間來熟練，但是一旦精通，結果可以出奇的準確。只是，在一般驗光實務裡，客觀方法通常不會給出最後的處方。客觀的結果，通常是帶

我們到一個點，從那裡開始，再由主觀的方法準確快速的把我們帶到終點。

參考文獻

Charman W N, Walsh G (1989) Variations in the local refractive correction of the eye across it's entrance pupil. *Optometry and Vision Science* **66** (1): 34–40.

Freeman H L, Hodd F A B (1955) Comparative analysis of retinoscopic and subjective refraction. *British Journal of Physiological Optics* **12**: 8–19.

Francis J L (1973) The axis of astigmatism with special reference to streak retinoscopy. *British Journal of Physiological Optics* **28**: 11–22.

Harvey W, Franklin A (2005) *Eye Essentrials: Rontine Eye Examination.* Butterworth-Heinmann, Oxford.

Hyams L, Safir A, Philpott J (1971) Studies in refraction. II. Bias and accuracy of refraction. *Archives of Ophthalmology* **85**: 33–41.

McBrien N, Taylor S P (1986) Effect of fixation target on objective refraction. *American Journal of Optometry and Physiological Optics* **63**: 346–50.

Millodot M, O'Leary D (1978) The discrepancy between retinoscopic and subjective measurements: Effect of age. *American Journal of Optometry and Physiological Optics* **55**: 309–16.

Mohindra I (1975) A technique for infant visual examination. *American Journal of Optometry* **52**: 867–70.

Parker J A (1966) Stationary streak retinoscopy. *Canadian Journal of Ophthalmology* **1**: 228–39.

Safir A, Hyams L, Philpott J (1970) Studies in refraction. I. The precision of retinoscopy. *Archives of Ophthalmology* **84**: 49–61.

進階閱讀

Elliott D B (2003) *Clinical Procedures in Primary Eyecare.* Butterworth-Heinemann, Oxford.

Eperjesi F, Jones K (2005) Cycloplegic refraction in optometric practice. *Optometry in Practice* **6**: 107–20.

Hopkins G, Pearson R (1998) *O'Connor Davies's Ophthalmic Drugs: Diagnostic and therapeutic uses.* Butterworth-Heinemann, Oxford.

Rabbetts R B (1998) *Bennett and Rabbetts' Clinical Visual Optics.* Butterworth-Heinemann, Oxford.

Tunnacliffe A H (1993) *Introduction to Visual Optics.* Association of the British Dispensing Opticians, London.

視力及視功能的測量

簡介
這一章相對冗長，在臨床上也很重要。本章討論與定義了和視功能量測有關的專門術語，也回顧一些驗光實務裡使用的測試圖與檢測方法。這章也檢視了和驗光測試種類與測試圖有關的英國標準。

本章內容

- 視力
- Snellen 字母
- 解析、Snellen 與小數視力
- Bailey–Lovie logMAR 圖
- 測試圖設計標準

視力

　　視力 (visual acuity) 這個術語，是用來描述眼睛辨別物體細節的能力，例如字母 E 的分支與間隙，或是字母 C 的裂口。相近的兩點，若剛好可以被眼睛**分辨**為分開的兩個點，則這兩點在眼睛節點的最小張角 (ω)，是眼睛辨別細節能力的一種量度 (圖 9.1)。ω 角稱為**最小分辨角** (MAR)。圖 9.2 是很容易辨別為分開兩點物體的簡單圖示。在這樣的情況，ω 一定大於這個眼的最小分辨角，所以 S_1 與 S_2 很容易分辨。在圖 9.3，ω 小於 MAR，所以兩物 S_1 與 S_2 無法分辨。在圖 9.4，對這個眼睛而言，該角等於 MAR，S_1 與 S_2 剛好可以分辨。

　　在這樣的情況，視力，或精確的說解析力 (resolution acuity) 就量測出來了。必須要注意的是，這個解析度的描述多多少少經過簡化，因為從根本上來說，就兩個物點所成相鄰的兩個像，解析度的限制是其繞射圖案重疊的結果。即使是聚焦完美的屈光正常眼，某一個點物成在視網膜黃斑的像，也不是完美的一個點，而是模糊圓圈，被一系列同心環圍繞著。這個現象稱為**繞射**，於 1835 年由艾里爵士 (Sir George Airy) 提出。假如眼睛能完美聚焦，而且又沒有任何像差，那麼限制眼睛解析度的唯一光學因素就是繞射了。這些繞射圖案重疊的程度，決定了兩個點物的像是否能夠被分辨。此外，由於視網膜光受器在解剖構造上的關係，眼睛解析度還受到神經的限制。兩個點像要能夠分辨，它們要落在不同的錐細胞上，中間還要相隔一個沒被刺激的錐細胞。

　　由於 ω 是一個角，需要有適當的單位。它通常表示為弧分 (arcminute，譯注：1 度的 1/60)。解析度或視力 (VA) 定義為：

$$VA_{res} = \frac{1}{\omega}$$

此處「res」= 解析力。

實際上，**視力**是**解析力**的同義詞。此外，「vision」與「visual acuity」也是經常使用的字詞，並且記錄在病人的紀錄卡裡。但是，它們之間有重要的差別。Vision(V) 的視力，指的是沒有矯正時所量到的標準視力；而 Visual Acuity(VA) 的視力，指的是矯正後所量到的標準視力。在臨床實務上，視力 (VA) 指的是對測試物，例如字母、圖，或是光柵，眼睛對其上某些特定細節的分辨能力之量度。一個簡單的光柵可以用來測量解析力，圖 9.5 顯示每條線與間隙都能清楚分辨的光柵。圖 9.6 顯示同一光柵，但是各細節 (線條與間隙) 無法分辨。理論上，光柵可以用來測量病人的視力。方法如下：

1. 隔著一個距離看光柵，該處光柵看起來是一片灰 (無法分辨)。
2. 趨近光柵，在剛好可以分辨的距離停住。
3. 重複這樣的動作三次，計算平均距離。
4. 以線條的寬度與平均距離，利用三角學計算出 ω。

這個方法沒有廣泛受到接受的理由應該很明顯。字母圖測量解析力的方法與光柵是完全

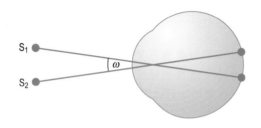

圖 9.1 最小分辨角 (ω)。

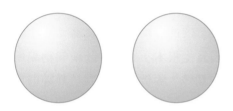

圖 9.2 ω 大於 MAR。S_1 與 S_2 容易分辨。

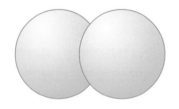

圖 9.3 ω 小於 MAR。S_1 與 S_2 無法分辨。

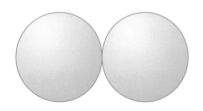

圖 9.4 ω = MAR。S_1 與 S_2 剛好可以分辨。

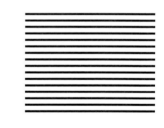

圖 9.5 光柵：線條可分辨。

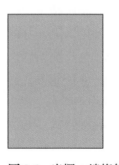
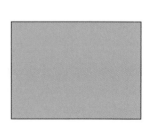

圖 9.6 光柵：線條無法分辨。

相同的，且字母可能較容易辨認，而且不需要移動。

Snellen 字母

荷蘭生理學與眼科學教授唐德斯 (F C Donders，1818-1889)，向眼科學家史奈侖 (Herman Snellen，1834-1908) 建議，1 弧分角的對邊應做為建構字母圖的基礎。這個 1 弧分角的分隔，現在仍然是用字母測量視力時的標準，雖然多數 60 歲以下的病人可以看得比這個還小。在原始 Snellen 字母設計裡，分支與間際在特定距離的張角為 1 弧分，整個字母高度的張角為 5 弧分。Snellen 字母的設計圖示在圖 9.7。原始 Snellen 字母是設計在 5×5 的網格上，並在 6、9、12、18、24、36 與 60 m 的距離，張角為 5 弧分 (圖 9.8)。字母分支的寬度是字母高度的五分之一。典型的 Snellen 字母圖顯示在圖 9.9。

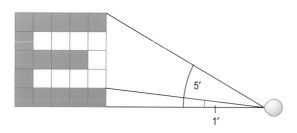

圖 9.7　Snellen 字母 (5×5)。

Snellen 視力

測量與記錄視力的目的，是要取得一個數字，指出眼睛這個成像系統的狀態。史奈侖將視力定義為：

$$\frac{測試距離(單位公尺，\text{m})}{字母張角為5弧分時的最清楚距離(單位公尺，\text{m})}$$

通常測試距離是 6 m。亦即，如果字母在眼睛的張角為 5 弧分，一位視力「正常」的人可以分辨出這個 Snellen 字母的距離為 6 m。在這個情形，將 VA 記錄為 6/6。多數 60 歲以下病人的 VA 較 6/6 為佳。

多數診間沒有 6 m 長，要讓測試圖距離病人 6 m 實在不是很方便。最常見的臨床安排是，將設計給 6 m 用的圖與平面鏡一起使用。平面鏡所成的像是在鏡子「後面」與物距等距的地方。所以若物 (測試圖) 在鏡前 3 m，它的像就會在鏡後 3 m，所以若一個人以這種方式看圖，測試距離效果上是 6 m。這種安排叫做**間接**方法，而沒有鏡子輔助的就叫**直接**方法。

有趣的是，為什麼測試距離要 6 m？這麼說吧，測試距離 6 m 在眼睛產生了 −1/6 D 的入射聚散度。眼睛的景深大過這個值，因此不必調節 (增加屈光力) 來抵消這個輕微負聚散度。較短的測試距離，比如說 1 m，會產生問題，

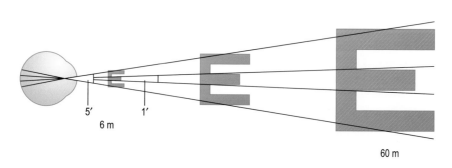

圖 9.8　Snellen 字母。

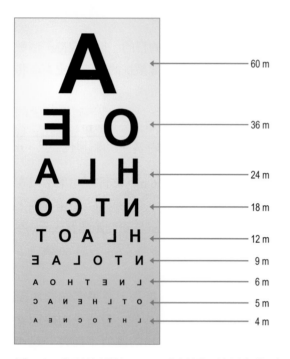

圖 9.9 典型的遠距 Snellen 字母圖,使用無襯線字體 (sanserif),測試距離 6 m。

（圖中標示由上而下為：60 m、36 m、24 m、18 m、12 m、9 m、6 m、5 m、4 m）

因為入射眼睛的聚散度將接近 −1.00 D,這會刺激眼睛去調節。當測量遠距 V 或遠距 VA,必須假設眼睛是在其屈光最弱 (無調節的) 的狀態。6 m 測試距離在效果上是無限遠。儀器製造商,如 Nidek,曾推薦介紹所謂「短型式」測試設備,測試圖距離病人 1 m,根據製造商的說法,病人看的測試目標物效果上是在無限遠。這類系統的好處是,小於傳統 3 m 的房間也可以使用。可是,這些圖的使用者批評說,病人屈光常常呈現過度的正,因此在最後開處方時必須計入容差。目前英國標準 (BSI 4274-1 2003) 規定測試距離不應小於 4 m。

當記錄 Snellen 視力時,一個人能讀的最小一排字母一定要記錄下來,因為只有如此,我們才能知道病人來訪之間視力有無變差。假如病人其實可以辨識 4 m 那一列的最小字母,但我們到 5 m 這一列就停止記錄了,而他下次來

訪,變成只能看清楚 5 m 的這一列,我們將無從發現他的 VA 變差了。這是很重要的,因為有一些眼睛的病理狀況會造成 VA 的減退。當檢查病患時,其 V 與 VA、單眼與雙眼並用,都必須要記錄下來。如果病患只能讀一列的一部分,這件事也要記錄。如果病患的 V 小於 6/60,這也要記錄下來。

解析、Snellen 與小數視力

在解析力、Snellen 視力與小數視力之間,具有簡單的連結。要記得這三個詞講的是同一件事,即眼睛辨別或解析物體細節的能力。解析力的定義是:

$$VA_{res} = \frac{1}{\omega} \ (\omega \ 為弧分)$$

從解析力 (VA_{res}) 換算為 Snellen 視力,只要將 $1/\omega$ 乘上 6/6,如下:

$$Snellen \ 視力 = \frac{1}{\omega} \times \frac{6}{6}$$

舉個例,假如 $\omega = 2'$:

$$VA_{res} = \frac{1}{2}$$

以 Snellen 形式表示,視力為:

$$Snellen \ 視力 = \frac{1}{2} \times \frac{6}{6} = \frac{6}{12}$$

小數形式的視力當然就是 0.5。

例題 9.1

病人可以在距離 4 m 處,讀一個 23.27 mm 的 Snellen 字母。求其以 Snellen 與小數所表示的視力為何?

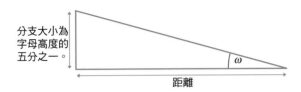

圖 9.10 例 9.1 用圖。

這個計算用到的圖顯示在圖 9.10。

要記得，Snellen 字母的設計，其分支大小是字母高度的五分之一。分支大小因此是：

$$\frac{23.27}{5} = 4.654 \text{ mm}$$

$$\text{Tan } \omega = \frac{\text{分支大小}}{\text{距離}} = \frac{4.654}{4000} = 1.1635^{-1}$$

(4 m 等於 4000 mm)

ω 因此為 $0.06666°$。

當然，ω 必須表示為弧分，從度轉變到弧分，須乘以 60。

$$0.06666 \times 60 = 4.00'$$

$$\text{VA}_{res} = \frac{1}{4}$$

$$\text{Snellen 視力} = \frac{1}{4} \times \frac{6}{6} = \frac{6}{24}$$

Snellen 圖設計的問題

儘管 Snellen 字母圖很普遍，而且幾乎全世界都採用，它的設計仍然有一些缺點。雖然字母提供一系列方便的測試標的，但有些字母比起其他的字母更容易辨認，有些字母的組合則容易造成混淆，多數圖只用了有限的幾個字母。而有許多圖在字母的選擇上，未能遵循基於字母易讀性或可辨認性所做的建議與標準。多數的 Snellen 圖有一個 6/60 字母，然後愈下面的列，字母的數目愈多。這樣做是為了確保圖可以容納在小長方形框裡，但這樣就產生了一些問題。

多數的圖，每一列字母的數目不同。字母愈小的列，字母的數目就愈多，而字母大的列，每列只有一個或兩個字母。因此，讀字母這件苦差事，在不同大小的字母上，困難程度不一樣。視力差的病人所需讀的字母數比視力好的少。因此對低視力病人來說，這不是公平的視力評估，因為他們只有一次說對的機會。因此，Snellen 圖在低視力病人評估上沒有多大用處。

在愈下面列的字母比上面列的更聚集。字母的聚集增加了辨認的困難度，尤其對弱視者來說。更糟的是，每個字母以及每列間的空隔，和字母的寬或高之間，沒有系統性的關係。因此當病人往圖的下面讀時，困難程度改變了。由於這個原因，在小於 6 m 的距離量到的 VA，不能輕易說是等同於 6 m 量到的，因為病人很可能繼續往圖的下面讀，這時在效果上來說，是在進行不同的苦差事。

多數 Snellen 圖包含一個 60 m 列，一個 6 m 列，以及其他不同距離的選擇。字母大小的變化是約略的 (不是線性的，也不是幾何的)，每隔一列大小增加一倍。可是，不同圖之間，這改變並不一致，有些圖在底部增加額外的列，有些則在上端省略掉一些列。通常在 36 m 與 60 m 之間沒有字母，所以如果一個人真正的 VA 是 6/48，將只會記錄為 6/60。記錄準確的 VA 當然是很重要的，因為 VA 變糟有時候代表發生了某種病變。

病人可以辨認的最下面一列字母，為 Snellen 圖測試提供了「評分」。可是，實際上病人時常只能讀一列字母裡的一部分，或甚至結果是好幾列都是如此。在這種情況，如何記錄這樣的視力並沒有共通標準，因此留下了模糊

的空間。如果對一個圖記錄的視力是 6/6，不見得另一個圖測出來也是 6/6，假如這兩個圖在 6 m 這一列的字母數量不同的話。

Bailey–Lovie logMAR 圖

有一些人嘗試改進 Snellen 圖的設計，包含了由澳洲國家視力研究所的貝利 (Ian Bailey) 與拉維 (Jan Lovie) 在 1976 年所提出的設計圖 (圖 9.11)。它在視覺研究上已成為測試的首選，並且由於電子式與以電腦為基礎測試圖的引進，已開始出現在高級的店裡。Bailey-Lovie 圖的基本原理，是對數尺度的運用。對數尺度，即是其步階會以常數比來改變。這個圖所選用的比例尺度，是三階後字母大小會增加一倍，所以每一階的字母大小會增加 25%。字母大小的變化是一致的，從圖的底部到頂部，每一階以常數比 1.26 增加 (0.1 的 log)。所以，從圖的底部開始，每一列是前一列的 1.26 倍大。其他運用對數尺度的例子，包括了地震強度的芮氏地震規模與酸鹼度的 pH 值。

Bailey-Lovie 圖每一列有五個字母。每一列字母間的字距等於一個字母的寬度，列距則等於下面列字母的高度，亦即每一列僅只是上一列的縮小版。這意謂病人往圖的下面讀時，困難程度仍維持一樣，且在不同距離得到的結果可以相提並論。Bailey-Lovie 圖所選用的字母幾乎有相同的可辨認性。

Snellen 字母是設計來測量解析力，需要一定的 MAR 以解析字母，例如一個 6/6 字母等同 1′ 的 MAR，6/12 等同 2′ 等等。LogMAR 就只是 MAR 的 $\log_{10}$。表 9.1 顯示不同視力尺度之間的關係。

當利用 Bailey-Lovie 圖來評估 VA 時，通常以 logMAR 的值來記錄結果。用這個表示法，6/6(MAR = 1′) 相當於 logMAR 為**零** ($\log_{10}1$ = 0)，而較小的字母其 logMAR 是**負**的 (任何 <1 的數，其 $\log_{10}$ 為負值)，較大的數是**正**的。由於每一列字母大小改變的 logMAR 值為 0.1，而一列有五個字母，因此每一個個別字母可以指定 0.02 的分數。假如 6/6 那一列的五個字母都正確讀出，logMAR 的分數是 0。假如 0 這一列有一個字母沒能讀出，logMAR 的分數是 +0.02，兩個字母沒讀出就是 +0.04，以此類推，對每一個**沒有正確讀出**的字母都加上 0.02。如此，最後的 logMAR 分數考慮到了每一個辨認出的字母，避免了 Snellen 表示法產生的模糊地帶。與傳統 Snellen 圖比，Bailey-Lovie 圖的設計能得出有效、可靠、與可重複的 VA 分數。Bailey-Lovie 圖的重要特色，即是辨認每一列字母的困難度，基本上是一樣的。

Bailey-Lovie 圖另一個主要的好處是，不同距離得到的 VA 可以互相比較，這是使用對數尺度的結果。Snellen 表示法對應的 logMAR 值顯示在表 9.2 和表 9.3。要領會這個好處，關鍵是對數尺度的步階數。舉例來說，假設病人在 2.4 m 的距離可以辨識 Bailey-Lovie 圖 24 m 列的五個字母。在 logMAR 尺度上，從 6 m 改變到 2.4 m 是四階的改變 (表 9.4)。同樣的，從 24 m 改變四階，即是 60 m(表 9.2)。因此，在 2.4 m 距離測試，2.4/24 等同於 6/60。若以 6 m 傳統 Snellen 圖測試，VA 為 6/60 的病人，在 3 m 處可以是 3/36 或 3/24。在較短距離測定視力時，使用 logMAR 表示法甚至還更容易。每一次距離減半，病患應該可以多辨認三列，所以只要將病患在較短距離的 logMAR 分數加上 0.3 即可。這也就是在該圖設計的測試距離，一個人真實的 logMAR 分數。

Bailey-Lovie 圖比傳統的 Snellen 字母圖多出一些重要的好處。兩種圖都是測量視覺能力裡的同一個面向，即病人解析高黑白對比字母的能力。可是，能解析高對比小字母的能力，不總是和低對比的「真實世界」有關 (有 10%

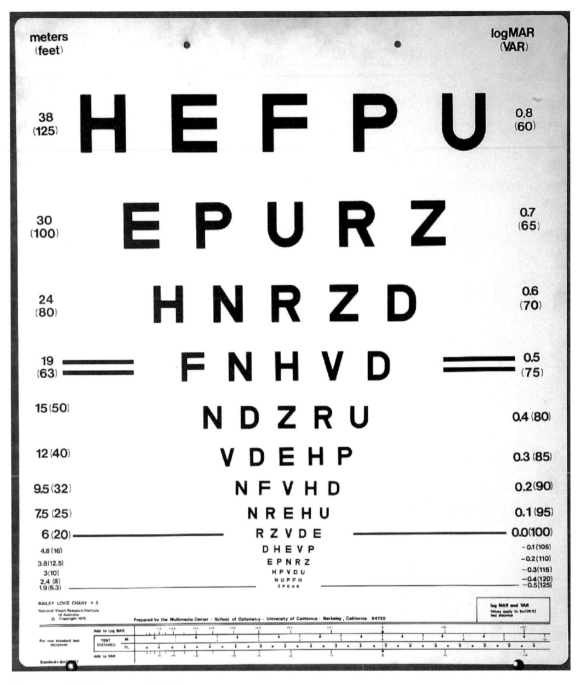

圖 9.11　高對比 logMAR 視力圖。

表 9.1　不同視力尺度間的關係

Snellen	Decimal	MAR	LogMAR
6/60	0.10	10	1.00
6/24	0.25	4	0.602
6/12	0.50	2	0.301
6/6	1.00	1	0.000
6/4	1.50	0.667	−0.176

表 9.2　Snellen 表示法的 logMAR 尺度

Snellen	LogMAR
60	1.0
48	0.9
38	0.8
30	0.7
24	0.6
19	0.5
15	0.4
12	0.3
9.5	0.2
7.6	0.1
6.0	0.0

表 9.3　視力小於 6/60 的 logMAR 尺度

Snellen	logMAR
60	1.0
75	1.1
95	1.2
120	1.3
150	1.4
190	1.5
240	1.6

表 9.4　視力優於 6/6 的 logMAR 尺度

Snellen	logMAR
6.0	0.0
4.8	−0.1
3.8	−0.2
3.0	−0.3
2.4	−0.4

低對比 Bailey-Lovie 圖可用)。作者慣常使用低對比圖來評估有白內障的病人。舉一個例子，最近有位熱切造訪的病人，抱怨左眼的視力不如右眼的好。當用高對比字母圖評量時，VA 結果為右眼 6/6、左眼 6/7.6，對此她感到相當吃驚。可是，當以 10% 低對比圖評量時，她的視力變成右眼 6/7.5、左眼 6/24。接下來的裂隙燈顯微鏡檢查，顯示她有白內障，並推介去做了左眼晶狀體乳化術與眼內晶狀體植入。

　　當轉介白內障病人時，隨附低對比視力的資料，提供了病人視功能的有用額外資訊，而且有時可以做為轉介的理由。高對比與低對比的 Bailey–Lovie logMAR 圖，分別為圖 9.11 與圖 9.12。字母以倒三角形的方式排列，是基於對數設計的特徵。其他各式低對比與對比靈敏度的圖也可採用，而使用以電腦為基礎的電子式測試圖，如 Test Chart 2000 與 Test Chart 2000 Pro(來自 Thompson Software Solutions)，讓低對比視力評估變得特別容易進行。

　　利用 logMAR 圖測量的視力，其可重複性是 Snellen 圖的兩倍。此外，它對 VA 差異的靈敏度是 Snellen 圖的三倍多。對數級數以及成比例的字母間距，讓 VA 的檢測可以準確且前後一致。對數圖也對視力變化的意義提供較好的解釋。這是因為在較佳視力區的三列改變所代表的視力變化程度，與較差視力區三列的改變是一樣的。若是傳統的 Snellen 圖，就不可能如此，因為視力的變化從 6/60 到 6/36(兩列) 與從 6/6 到 6/5(也是兩列) 是不同的。由於遠距視力在臨床實務上，經常只是視功能唯一的量測，因此作者認為視力量測應盡可能準確。臨床醫師要能監測眼的狀況與視力狀態，VA 的量測就應採用適當的測試圖，並在控制的條件下看，而且要對每個正確讀出的字母給與評價。一篇發表在英國醫學期刊 (*British Medical Journal, BMJ*) 的論文，警告醫生在對兩列或更

圖 9.12 低對比 logMAR 視力圖。

少的視力變化做出臨床重要判定時,得非常小心,因為 Snellen 圖有其固有的變異性 (McGraw 等人 1995)。

測試圖設計標準

在設計現代 Snellen 字母圖時,應考慮下列要素:

- 字母設計與相對易讀性 (可辨認性)
- 字母大小的級數
- 字母與列間距
- 字母與背景間的黑白對比

由英國標準局 (British Standards Institution) 出版,名為〈視力量測種類〉(Visual Acuity Test Types) 的兩份文件,為遠距視力臨床測定用測試圖的設計,給了相關的指導原則與建議。原先的標準 BS 4274-1 1968 現在已撤銷,由 BS 4274-1 2003 取代。

字母設計

關於測試圖字母的設計與選擇,BS 4274-1 1968 曾建議下面的 5×4 無襯線字體字母:

D E F H N P R U V Z

不是所有的字母都有同等的易讀性,而且易讀性隨字型樣式而不同。我們用 **相對易讀性** 來比較,以及標準化字母樣式,其定義為:

$$\frac{距離}{平均距離}$$

BS 4274-1 1968 所建議 5×4 無襯線體字母的相對易讀性分別為:

D = 0.95   E = 1.09   F = 1.04
H = 1.02   N = 0.97   P = 1.01
R = 0.91   U = 1.08   V = 0.94
Z = 1.05

最容易辨認的字母有較大的相對易讀性。

上面所有字母的易讀性都落在 BS 建議的 0.9 與 1.1 之間,因為它們在辨認上有相同的困難度。這些字母只是推薦使用,測試圖製造商可以用任何他們想要用的字母。最後要說的特別是關於舊的圖,畢竟圖可以用的非常久,唯一會出毛病的就只是燈或保險絲而已!

BS 4274-1 2003 推薦使用下面的 5×5 無襯線體字母:

C D E F H K N P R U V Z

要注意任一列裡都不應該重複同樣的字母。

字母大小的級數和列與字母間距

傳統的 Snellen 圖 (圖 9.9),其字母大小的排列通常是依下面慣用的級數:60 m、36 m、24 m、18 m、12 m、9 m、6 m 和 5 m。BS 4274-1 1968 建議測試圖應包含 10 列字母,如表 9.5 所詳述的。有些圖還有其他大小的字母,如 30 m、10 m 與 7.5 m。

根據 BS 4274-1 1968,字母列應分開至少 20 mm,而同一列的字母間距應相等,至於該是多少沒有建議。

表 9.5　字母大小的範圍與每列字母數 (BS 4274-1 1968)

字母大小	每列字母數	字母線性高度
60	1	87.3
36	2	52.4
24	3	34.9
18	4	26.2
12	5	17.5
9	6	13.1
6	8	8.73
5	8	7.27
4	8	5.82
3	8	4.37

還好 BS 4274-1 2003 認知到測試圖使用對數級數的必要性。這標準建議字母大小，其最小的範圍應從 logMAR −0.1 到 logMAR 1.0。在 logMAR −0.1 與 logMAR 0.4 之間，字母大小的變化值不能大於 0.1 的 logMAR，之後一直到 logMAR 1.0，間隔不能大於 0.2logMAR。這些建議顯示在表 9.6。

字母大小必須同時用熟知的 Snellen 分母與 logMAR 表示。根據 2003 標準：

- 每一列字母應等距分開並置中。
- 字母間距必須等於字母的寬度。
- 每列兩端的空隔不能小於字母分支的寬度。
- 假如要加入額外的列，它們的大小必須依照 logMAR 表示法，每列字母的數目必須與緊鄰的上一列一致。

字母對比

對比有兩個定義，Michelson 式的或是 Weber 式的 (圖 9.13)。把黑色字母放在白色的背景，是高對比的例子，把灰色字放在淡色的背景裡，則為低對比的狀況 (圖 9.14)。英國的 BS 4274-1 1968 與 BS 4271-1 2003 標準，都建議最小對比為 0.9(90%)。這已接近可達到的最大值。所以 Snellen 圖量的是**高對比解析力**。

圖本身的光度

BS 4274-1 1968 與 BS 4271-1 2003 都建議，對於內部照光的圖，其光度應有 120 cd m^{-2}。視力隨光度明顯增加，直到大約 120 至 140 cd m^{-2}，超過這個值之後，視力的進步就變得微不足道。外部照光的圖最小的光度應有 600 lux。BS 4274-1 1968 也對測試圖附近區域與室內照明提出一些建議。可是，這些建議沒有出現在 BS 4274-1 2003。

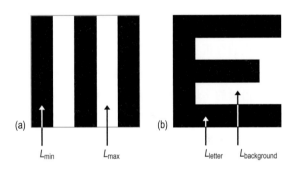

圖 9.13 高對比目標物與對比的定義：(a)Michelson 式對比 $(L_{max} − L_{min})/(L_{max} + L_{min})$ 與 (b)Weber 式對比 $(L_{background} − L_{letter})/L_{background}$。

表 9.6 測試距離 6 m 下，字母大小的範圍與每列字母數 (BS 4274-1 2003)

字母大小		每列最小	字母線性高度
LogMAR	Snellen	字母數	(mm)
1.0	60	1	87.3
0.8	38	2	55.08
0.6	24	3	34.75
0.4	15	4	21.93
0.3	12	5	17.42
0.2	9.5	5	13.84
0.1	7.5	5	10.99
0	6	5	8.73
−0.1	4.8	5	7.03

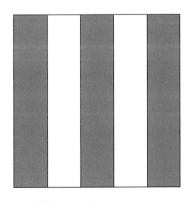

圖 9.14 一低對比目標物。

95

BS 4274-1 1968 與 BS 4274-1 2003 的前言讀起來很有趣。以下節錄自 1968 標準：

自從 1862 年由史奈侖提出後，遠距測試圖已變得如此多元化，以致於它們不再提供相同標準的視力測試。

本英國標準的目的，是鼓勵生產與使用可相互比較視力結果的測試圖。

另外一個爭論的問題，是字母大小的級數，這一點有許多要考慮。雖然從科學的立場來說，真正的幾何級數大小可以令人滿意，但脫離傳統的大小範圍帶來的實際壞處，是代價太大以致於難以償付。

下文節錄自 2003 標準：

相對於傳統的 Snellen 表示法，本英國標準乃採用 logMAR 表示法 (最小解析角的對數)。logMAR 表示法的使用，有助於讓視力分數和其變化的分析，比其他表示法實際有效。因為在 logMAR 的尺度，相同的線性步階變化，代表了相同的字母大小比值。這個起碼的標準，雖然目前還不是完全的 logMAR 圖，但希望能步步朝導入完全 logMAR 圖的目標前進。本英國標準考慮了這些圖要能與現有硬體／測試箱調合的需要。但是，完全 logMAR 圖的實體大小，會排除這個可能性。然而，雖然完全圖會超出本英國標準的最起碼要求，但本標準並不阻止使用完全圖。

所以英國標準局認知到傳統 Snellen 圖的設計存在一些缺點，而且 logMAR 圖的設計更好。雖然 BS 4274-1 2003 的建議不僅合乎需要，而且也受歡迎，但 Bailey–Lovie 圖是科學與臨床視力量測上的黃金標準圖。

Landolt 環

這個環以與 Snellen 字母同樣的方式測量解析力，因為其外直徑在特定距離的張角為 5′，環的寬度與缺口張角為 1′ (圖 9.15)。Landolt 環

有時候被描述為「四向強迫選擇測試」，因為病人必須指出缺口的位置為上，下，左，或是右。假如缺口辨認不出來，表示模糊的圓圈重疊，因此病人看到的是環型。假如在溝通上有問題，這目標物有時也很有用。Landolt 環有不同的測試距離可供利用 (圖 9.16)。

其他評估視力的方法

雖然超出了本書的範圍，讀者仍需知道其他評估視力的方法，特別是用在小孩身上時。這些包括：

- 選擇性注意 (Keeler 視力卡、Cardiff 卡)
- 圖畫與符號 (Kay 圖畫、Lea 符號、翻滾 Es)
- 利用字母的測試 (Sonksen-Silver、Cambridge 視力卡)
- 對比靈敏度
- 電診斷測試

第 9 章結語

這相對冗長並或許有爭議的一章包含了：
- 解析力。

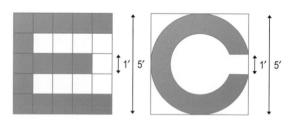

圖 9.15 Snellen E 字母與 Landolt 環。

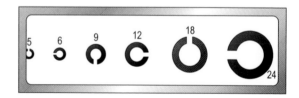

圖 9.16 與 Snellen 同等大小的六個 Landolt 環。

- 視力 (Visual Acuity & Vision)。
- Snellen 視力與 Snellen 字母。
- 驗光實務裡使用的一些測試圖。

參考文獻

McGraw P, Winn B, Whitaker D (1995) Reliability of the Snellen chart. *BMJ* **310**:1481-1.

進階閱讀

Bailey I L, Lovie J E (1976) New design principles for visual acuity test charts. *American Journal of Optometry* **53**:745–53.

Doshi S, Harvey W (2003) *Investigative Techniques and Ocular Examination*. Butterworth Heinemann, Oxford.

Elliot D (2003) *Clinical Procedures in Primary Eye Care*. Butterworth Heinemann, Oxford.

Harvey W, Gilmartin B (2004) *Paediatric Optometry*. Butterworth Heinemann, Oxford.

Jackson A J, Bailey I L (2004) Visual acuity. *Optometry in Practice* **5**:53–68.

Rabbetts R B B (1998) *Bennett and Rabbetts' Clinical Visual Optics*. Butterworth Heinemann, Oxford.

Tunnacliffe A H (1993) *Introduction to Visual Optics*. Association of the British Dispensing Opticians, London.

Zadnik K (1997) *The Ocular Examination – Measurements and findings*. Saunders, Philadelphia.

主觀性屈光：球面性屈光不正的矯正原理及技術

簡介

評估眼睛屈光誤差有兩種方法：

1. **主觀性屈光**：結果取決於病人辨別清晰度改變的能力，這個過程須倚賴病人的配合。

2. **客觀性屈光**：通常是視網膜鏡檢查，結果純粹取決於檢驗者對最佳光學矯正的判斷。視網膜鏡檢查法在第8章有詳細介紹。自動屈光計(見第16章)也可用來取得客觀性屈光。

主觀性屈光

主觀性屈光有三個不同的階段。第一階段是矯正球面性屈光誤差，以便能準確判定任何可能的散光性誤差。雖然散光經常存在，屈光誤差也可能是全然球面性的。第二階段是測定散光誤差(見第11章)，以及第三階段平衡並／或修正屈光矯正，以確保最佳視力與病人的舒適(見第12章)。

病人的病史與症狀很重要，可以利用來幫忙預測屈光誤差。微候(symptom)來自病人的訴苦，而跡象(sign)則來自從業者的觀察。未矯正近視的微候可以包括：

- 模糊的遠距視力。
- 擠瞇眼睛，嘗試以針孔效應獲致較清楚的視力時會頭疼。
- 清楚的近距視力。

未矯正近視的跡象可以包括：

- 遠距看字母圖的視力差。

- 近距看測試圖的視力佳。

未矯正遠視的微候可以包括：

- 為了形成清楚影像的眼調節，所引起的眼睛疲勞，尤其在進行細密的工作時。
- 中高度遠視與年長後的視力模糊(模糊的視力對輕度遠視通常不是問題)。

未矯正遠視的跡象可以包括：

- 輕度遠視通常沒有跡象；擠瞇眼睛與蹙眉可能是未矯正高度遠視的跡象。
- 未矯正高度遠視的其中一眼有內斜視。

客觀性屈光

客觀性屈光(視網膜鏡檢查)往往用來測定最初的球面性屈光。但是，當病人最近才剛矯正，視力也還可以，比如說6/9或更好，這就可以拿來做為起始點。

主觀性屈光第一階段的目的，是確定最佳視力球(best vision sphere, BVS)。這可以定義為能提供最佳視力的最正(或負的最小)的球面透鏡。做主觀性屈光期間，不能讓眼調節任意變動。眼睛要盡可能放鬆，以至調節狀態的改變不會影響最後的結果。由於任何主觀測試或常規檢查的準確度，倚賴了個別病人分辨與正確溝通的能力，因此各種失誤的可能性要降到最低。分辨與溝通的能力當然是因人而異，但一般來講，給病人的工作愈簡單，病人愈有可能做好。要決定BVS，需要合適的字母圖(logMAR或Snellen)、試鏡架與試鏡箱(或屈光計頭)。

本章內容

- 最佳視力球的測定
- 針孔盤的使用
- 雙色測試
- 視力 (VA) 差的病人
- Scheiner 盤

最佳視力球的測定

下面的討論分兩部分進行：第一部分假設沒有做視網膜鏡檢查，而第二部分，則假設以視網膜鏡檢查來測定 BVS。假如做了良好的視網膜鏡檢查，則單獨去獲知 BVS 的技術理論上是多餘的。可是，當視網膜鏡檢查有困難時 (小瞳孔或介質混濁)，它就很有用了。通常從右眼開始，遮住左眼 (圖 10.1)，這叫做單眼屈光。接著重複做左眼，遮住右眼。但往往有人比較喜歡兩眼同時量屈光。雙眼屈光會在第 12 章討論。

不論是雙眼或單眼屈光，重要的是控制老視前期者的調節，所以採用「朦糊」策略，在球屈光的部分，刻意的先過度正，再慢慢減下來找

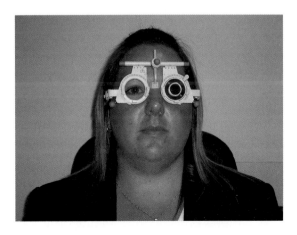

圖 10.1 遮住左眼的試鏡架。

到最終的球面屈光力。習慣上，先做右眼屈光，因為在多數診間右眼最靠近從業者。但是，如果左眼因弱視或病變而讓視力很糟，或病患很明顯主要用右眼視物，那就要先做左眼屈光。

在沒有視網膜鏡檢查的幫助下找出最佳視力球，從業者必須找出眼睛容許的最大正屈光力或最小負屈光力，且不會造成視網膜像的模糊。遮住一眼後，第一步工作是量出無輔助視力 (V)。這是很有用的，因為無輔助視力能夠對任何未矯正的近視或遠視表現，給出合理的估計 (表 10.1)。必須要注意的是，假如病人以調節來「矯正」任何可能的遠視，表 10.1 裡的估計就毫無用處。

在整個主觀屈光過程裡，問問題的技巧很重要，因為適當措辭的問題可以讓冗長且很可能不準確的屈光，變得既快速又正確。

將病人的注意力導向字母圖。只要有正鏡片放在眼睛前，問病人的問題應是類似如下的問句：

加上這鏡片後，目標有變清楚嗎？還是沒加鏡片時比較清楚？還是沒有差別？

正鏡片或許模糊了視網膜像，這表示最大正屈光力已在應有的地方；又或者正鏡片讓調節放鬆了。所以「沒有差別」的回答，表示需再增加正屈光力到試鏡架裡，直到超出眼睛的

表 10.1　未矯正球面屈光的視力 (近視或遠視表現)

視力 (V)	球面屈光
6/5	Plano
6/6	0.25–0.50 DS
6/9	0.50–0.75 DS
6/12	0.75–1.00 DS
6/18	1.00–1.25 DS
6/24	1.25–1.75 DS
6/36	1.75–2.25 DS

容許範圍。起初的正鏡片可能在 +1.00 DS 的範圍。稍後的過程，可以用上 +0.50 DS。當試驗鏡片的總屈光力接近終點時，從業者應以每次 ±0.25 DS 來加球面透鏡。鏡片必須放在試鏡架的平面上，並且沿著視軸，以避免產生離軸像差。它也要快速確實的處置，以讓病人有足夠的時間判定。有些病人需要比其他人長一點的時間。從業者通常需要重複這個過程幾次以確認結果，之後繼續增加正屈光力，直到再加一額外的 +0.25 DS 結果就變得模糊。移出這片最後的 +0.25 DS 後，其餘的鏡片就是**最佳視力球**。

當需要的是負鏡片時，一定要小心不要讓病人過度的負，因為會激發病人的調節。增加負屈光力時的問句應改為：

加上這片鏡片後，目標比較明亮，還是比較暗？

如果目標顯得較暗，而不是較亮，就不應再增加負屈光力，因為這只會激起調節。同樣的，如果目標顯得較小，而不是較亮，也不應再增加負屈光力。只有當病人能夠分辨字母圖上的更多字母時，才應增加負鏡片到試鏡架裡。整個測試過程裡，每個結果都要經常用同樣或不同的方法來再次檢驗與確認，例如用最佳球法和雙色法，因為病人的回答常常會前後不一致。當得到 BVS 後，點聚焦 (在球面性屈光不正的情況) 或最小混淆盤 (在散光性屈光不正的情況) 應該非常靠近或就在視網膜上。矯正到此的遠距視力應要測量與記錄下來，它對任何未矯正散光誤差大小的估計很有用處。

利用 ±0.25 DS 做前後測試可以微調 BVS。記得終點是病人眼睛容許、且不會造成視網膜像模糊的最大正或是最小負。

尋找 BVS 過程的綜整 (沒有視網膜鏡檢查)

1. 遮住左眼。

2. 測量無輔助視力 (V)。

3. 如果可能，估計屈光不正。這對未矯正近視特別有幫助。此外在近視的情況，可以利用真正遠點的位置來估計屈光誤差 (見第 8 章表 8.6)，例如，若病人有 −8.00 D 近視，置一物於眼睛前大約 12.5 cm 處，他可以看得清楚。

4. 增加 +1.00 D 球面鏡片。

5. 視力有變差嗎？

6. 沒變差：加上更多正球面屈光力直到視力模糊。從模糊點，減少 +0.25 DS。BVS 為眼睛能夠容許、但看字母圖不會模糊的最大的正。

7. 有變差：加上更多負球面屈光力直到可以分辨最佳列。確定每次增加都能真正改善 VA，而不是只將字母變小。

8. 如果可能，藉字母圖與／或雙色測試，利用 ±0.25 DS 的增減來調整最後的球面屈光力。

9. 記錄 VA。

10. 遮住右眼，重複前述的過程。

在視網膜鏡檢查之後，過程如下：

1. 假如工作距離鏡片為 +1.50 DS，過度矯正將讓年輕病人的視力退到 6/24。但是，如果病人的瞳孔小，視力可能反而更好。把遮蓋片放在左眼前。

2. 遮住左眼後，正確的工作距離鏡片仍在應有的地方，現在可以開始檢驗右眼視力。以年輕病人而言，這應在 6/24 左右。如果比這個好，代表視網膜鏡檢查的結果可能正的不足。在老一些的病人，過度矯正的效應較小，但因為幾乎已無調節力，所以視網膜鏡檢查的結果也比較不可能會矯正不足。

3. 如果有工作距離鏡片的 VA 是 6/24 左右，移開工作距離鏡片並微調，以找出精確的 BVS。如果有工作距離鏡片的 VA 比 6/24 好，視網膜鏡檢查的結果可能正的不足，此時應只移開較小的正屈光力。

視網膜鏡檢查後的 BVS 精確化

視網膜鏡檢查後，球面屈光的矯正可以利用雙色測試（見後面敘述）或正負鏡片的調整，使其更精確。兩種方法在統計上具有相似的結果（Jennings 與 Charman 1973），雖然這不表示兩種方法的結果在每位病人身上都要一致。它也可利用 Scheiner 盤（見後面敘述）的「同時發生」法來測定。這方法一般使用在視力計與一些自動屈光計裡，也用來做為單一位置角膜曲率計的聚焦機制（見第 18 章）。

Simultan 方法（利用正與負 Freeman 旋轉鏡）

這是將正與負球面鏡片接續置入眼前的方法，這兩種鏡片通常一起裝在有手把的「旋轉棒」上，雖然也可以使用個別的試驗鏡片。置入的鏡片一般是 ±0.25 D（圖 10.2）。可是，假如視網膜鏡檢查後眼睛的 VA 小於 6/9，病人不太可能確實分辨這些低屈光力鏡片間的差異，所以可能就需要 ±0.50、0.75 或 1.00 D 的旋轉鏡。利用這個方法，正鏡片必須先置入至少一秒鐘以放鬆調節。負鏡片則不應超過一秒，這是調節反應加上回應的時間。如果超過這個時間，病人的眼睛就很可能會調節。

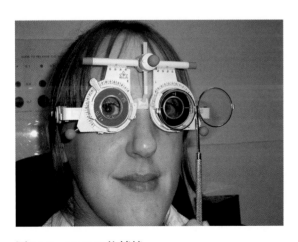

圖 10.2 ±0.25 D 旋轉鏡。

要問病人：「第一個鏡片字母較清楚？還是第二個鏡片較清楚？還是兩個都一樣？」最初的比較應在更正與更負之間。只有當病人不能分辨前兩個時才提出第三個選擇。如果第一個鏡片較清楚或是兩個都一樣，再加一個 +0.25 DS 到試鏡架裡。可再追加 +0.25 DS 鏡片直到 VA 開始模糊。最終值是不會造成 VA 模糊的最大的正或是最小的負。如果是第二個鏡片較清楚（相對於只是較小與較暗），加上 –0.25 DS。假如視力確實有改進，就再增加 0.25 D 的負鏡片。要問：「字母真的看起來較亮較清楚？還是只是較小和較暗？」假如字母看起來較小和較暗，而不是較清楚，就不能再加 –0.25 DS。同樣，如果病人回答說沒有改變或者視力下降，也不能加 –0.25 DS 鏡片。最終值即是不會造成 VA 模糊的最大的正或是最小的負。

當病人反應較慢時，負鏡片必須要快速移開這點會是一個問題。因此，許多從業者修改了 Simultan 方法，將負鏡片完全排除不用。

只加正鏡片

用雙色或 Simultan 法初步測定球屈光只有些許不夠正（不超過 0.50 DS）之後，增加 +0.25 DS，然後問病人下列問題的其中之一：

> **加這個鏡片後字母會比較清楚嗎？還是沒有鏡片時比較清楚？還是都一樣？**
> **加這個鏡片後字母看起來一樣嗎，還是變差了？**

第一種問法的缺點是，它是複合問句。第二種問法則會令人困惑，因為 +0.25 DS 常常是更清楚的。需要挑選適合病人的問題，而且一旦從業者熟悉了病人，有時會需要改變問法。假如仍拿不穩，就試著兩個問題輪流問。如果病人覺得這正鏡片讓視力較清楚或者完全一樣，加 +0.25 DS 到試鏡架裡，把剛剛做的事重複做一遍。假如病人否決了正鏡片，加 –0.25

DS 到試鏡架裡，一樣重複剛剛做的事。在這個方法中，因為加了負屈光力到試鏡架裡，可能會誘發了眼調節，但我們總會在比較前，加進正鏡片，從而緩解了調節。重複這個方法或無修改的 Simultan 方法，直到病人**不加上更多的正鏡片也不會失去視力的清晰度**。在這個點上，可以開始著手處理屈光誤差裡的散光部分。

針孔盤的使用

對未矯正的屈光不正，一遠處點光源在視網膜上生成一模糊的像。這視網膜像由一系列模糊盤組成。屈光不正的程度、瞳孔的直徑，以及點光源與眼睛的距離，決定了單一個模糊盤的大小。可以利用針孔來減少這些模糊盤的直徑，因而讓視力變好。針孔盤 (見第 5 章) 是一個不透明盤，中央有一直徑約 1 mm 的圓孔。孔徑小於 1 mm 的針孔會有繞射效應，也減少了視網膜的照光量，最終形成一微暗，無聚焦的像。孔徑大於 2 mm 則接近了人類瞳孔的大小，所以無法明顯縮小未矯正屈光誤差所產生的模糊圓。Lebensohn (1950) 認為 1.32 mm 的直徑，是減小模糊圓與繞射這兩個互相牴觸的需求間最理想的平衡，雖然一般常見的孔徑是更小的 1 mm。

將針孔置於未矯正屈光不正的眼睛前，視力應會增加。常態下，屈光誤差的矯正對視力的改善至少能與針孔的一樣好，因此可以利用針孔盤來估計屈光誤差矯正後眼睛可以獲得的最大 VA。假如視力沒有因針孔而有所改善，那視力的減退就不太可能是因為沒有矯正屈光誤差所造成，要懷疑可能是一些病理因素，例如在弱視、黃斑部病變，與中央介質混濁的情況下，視力不會因為用了針孔盤而改善。事實上，在這些情況下，針孔盤反而會降低視力。可是，假如病人角膜不規則，或者周邊介質混濁，針孔盤的改善結果有可能比屈光矯正更好。如果針孔沒能改善視力，視力減退的原因就不純粹是屈光性的。實務上，針孔盤測試很有用處，尤其是當主觀的方法結果不好，或者視力沒有因為加了鏡片而改善時。

雙色測試

眼睛與多數光學系統一樣，有某個程度的軸向色像差 (axial chromatic aberration, ACA)。眼睛各種不同光學組成的折射率，會隨入射光的波長而改變，波長較長的光 (即朝向光譜的紅光端) 焦距較長。眼色像差的總量估計大約為 2.50 D (Bedford 與 Wyrszecki 1957)。在白光的情況，這將造成一些失焦，而且把消色差雙透鏡置在眼前，也無法明顯改善視力。小一點的瞳孔會稍微減少色像差 (約 0.30 D)，眼調節則會減少的多一些，約 1.00 D(Jenkins 1962)，雖然原因還不是完全清楚。多年來都是假設眼睛為了有最好視力，會將光譜的中間波長光聚焦在視網膜上。Rabbetts (1998) 估計眼睛對 570 nm 的黃光效果最好。以這個波長做為參考點 (鎢絲燈的光經常是此波長)，則波長 535 nm 的綠光聚焦在視網膜前 0.25 D，而波長 620 nm 的紅光聚焦在視網膜後 0.25 D。

所以，利用適當的濾光片，藉由比較在紅色或綠色背景下目標物的清晰度，從業者可以準確將參考黃光聚焦在視網膜上，以達到最好的視力。這稱做**雙色測試** (圖 10.3)。雙色測試所用的濾光片在 BS 3668: 1963 裡有詳細說明。

不幸的，事情沒那麼簡單。Ivanof (1949) 提出聚焦在視網膜上的波長，會隨目標物的距離而變，雖然 ACA 仍然維持一樣。Millodot 與 Sivak (1973) 比較了有麻痺睫狀肌與無麻痺睫狀肌的結果，進而確認了這些發現，並提出了一種為減輕調節需求而生的條件反射。當目標物在遠處，紅光聚焦的較好，隨著目標物愈來愈近，聚焦的波長往光譜裡的藍光端逐漸偏移。

這可能對從業者在測定球面性屈光誤差上有影響。如果矯正鏡片的屈光力調整到對紅色與綠色目標物有相同的清晰度（等化），對遠方的目標物可能會有些微的不夠正或者是過度負。可是，多數的遠距測試圖是位在 6 或 3 m 處，而不是真正無限遠，所以雖有一點不夠正，可能還沒什麼影響。但現代平行光的測試圖，確實如同位於無窮遠之目標物，所以如果雙色等化了，就可能會有稍微不夠正的現象。

進行雙色測試時，兩個顏色應有相同的亮度。對這兩個顏色，眼睛的屈光力相差約 0.50 D。著色濾光片僅只用來呈現目標物（黑色圓圈、點或字母）給病人，而且結果判斷是依據失焦的模糊程度，而不是亮度。病人對這會有些困惑，因此從業者指示病人時的措辭要小心。如果病人看黑色目標物同樣清楚，那紅

與綠的焦點於視網膜前後在屈光度上相等。這是眼睛對這兩個顏色（紅與綠）屈光力相差 0.50 D、且黑色目標物在病人看來是同樣清晰（或模糊）的結果。從相等的位置（圖 10.4 與 10.5），假如一片 +0.25 D 球面鏡放在眼睛前，紅與綠的焦點均往左移 0.25 D。由於 0.50 D 的差，現在紅光焦點在視網膜上，病人會回說紅色背景的目標物較清楚，綠色背景的看起來模糊。因此可得知，加 +0.25 DS 將紅光焦點移動到視網膜上，紅色背景上的黑色目標物會較清晰（圖 10.6 與 10.7）。

再一次從相等的位置（圖 10.4 與 10.5），假如一個 −0.25 D 球面鏡放在眼睛前，紅與綠

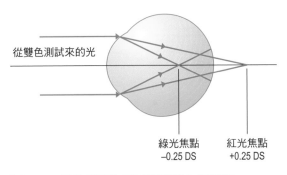

圖 10.4　黑色目標物是同樣清晰（或模糊）。

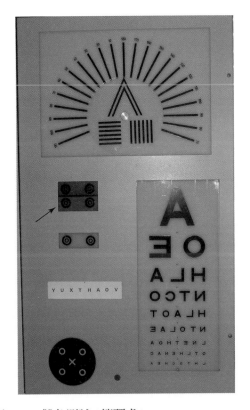

圖 10.3　雙色測試（箭頭處）。

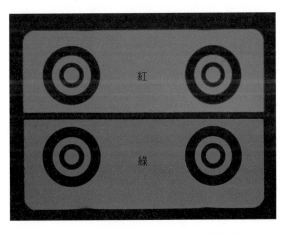

圖 10.5　紅色與綠色背景裡的圓圈同樣的清晰。

103

的焦點均往右移 0.25 D。由於 0.50 D 的差，現在綠光焦點在視網膜上，病人現在會回說綠背景的目標物較清楚，紅背景的看起來模糊。因此可得知，加 −0.25 DS 將綠光焦點移到視網膜上，綠背景上的黑色目標物較清晰（圖 10.8 與 10.9）。如同所有的主觀方法，如何提出問句是個關鍵。應該問病人圓圈「看起來比較暗也比較清楚的是紅色背景，還是綠色背景？還是兩個大致一樣？」

進行雙色測試時，有可能得不出確切的最終結果，因為眼鏡屈光落在一個 0.25 DS 結束點的機會不是很大。如果不可能完全平衡紅與綠，只要不是對視力有不好的影響，雙色測試通常留在「紅的上面」，以避免造成過度的負。在微調近附加時，通常將病人留在「綠的上面」。偏向綠可能會有好處的另一個情況，是病人需要在夜間戴眼鏡開車時，因為在低照光度的情形下，眼睛有變得更為近視的傾向。假如在檢查散光之前做雙色測試，那測試的結束點就取決於用來測定散光的方法。若用十字圓柱法，雙色測試的目標物應要平衡或略微的「在綠的上面」，這樣病人可以用眼調節將最小混淆盤落在視網膜上。如用扇塊圖法，通常將病人留在「紅的上面」。

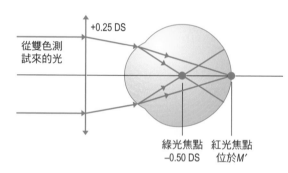

圖 10.6 加 +0.25 DS 鏡片使紅光焦點落在視網膜上。紅色背景裡的黑色目標物較清晰。

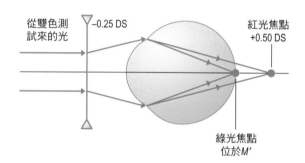

圖 10.8 加 −0.25 DS 鏡片使綠光焦點落在視網膜上。綠色背景裡的黑色目標物較清晰。

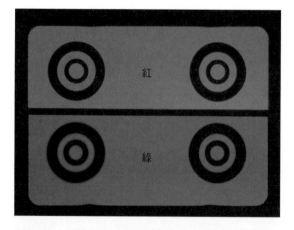

圖 10.7 紅色背景裡的圓圈比綠色背景裡的圓圈清晰。

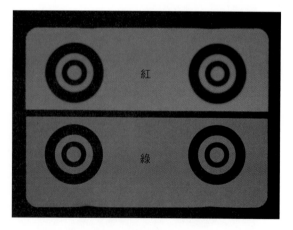

圖 10.9 綠色背景裡的圓圈比紅色背景裡的圓圈清晰。

雙色測試最初由 Brown 在 1927 年提出，後來廢棄多年不用，直到 1955 年才由 Freeman 再度提出。現代的雙色測試使用紅色與綠色背景的圓圈、字母或數字。Polasky (1991) 指出昏暗的房間會讓瞳孔擴張，可稍微增加眼睛的色像差，也多多少少減少一些刺眼的光。但很少從業者會每逢雙色測試就習慣性把室內光弄暗。

有若干其他的因素也會影響最後的結束點。選用的濾光片是為了 0.50 D 的焦點差距，且等距的在參考波長 (對鎢絲燈為 570 nm) 焦點的兩邊。可是，並非所有的雙色測試都使用相同的波長，所以屈光的差異在不同測試之間會有些微的不同 (Mandell 與 Allen 1960)。紅與綠濾光板的相對亮度也會影響結束點。老化或不合適的光源、髒或者褪色的濾光板、測試圖表面的反光等，也都多少會對最終結果有一些影響。當人年長，微黃色的色素會慢慢沉積在晶狀體。對短波長而言，晶狀體光學上變得較稠密，以致於紅色背景總是顯得亮些。這意謂雙色測試對年長病人可能會過度的負 (或不夠正)。此外，年紀 55 歲以後，眼睛的色像差會減少，瞳孔也變得小一些。這些結果讓紅與綠光焦點的間距減小，因此也減少了兩個色板上目標物模糊度的差異。假如失焦的模糊與病人矯正眼鏡的屈光相差 1.00 D 以上，雙色測試就不可靠了，因為紅與綠板上的目標物是如此的模糊，以致於讓比較毫無意義。除非屈光不正矯正到視力至少有 6/12，否則雙色測試就沒有實用的價值。

對任何年紀來說，假如是綠色背景的目標物較清楚，這樣結果很明確，表示尚有未矯正的遠視，需要再加更多的正屈光力。如果是紅色背景的目標物較清楚，情況就複雜許多，可能是仍有未矯正的近視，也可能是病人的晶狀體變黃，或正在調節。因此，如果病人比預期中的還要更偏向紅色背景，那就值得用另外一種方法來檢驗結果。Fletcher (1991) 也建議，年輕病人一旦達到紅與綠的等化，放一額外的 +0.50 DS 在眼睛前數秒鐘，然後移開，問病人哪個顏色背景下的目標物較清楚。這樣做通常能發現一些額外的正。

如果有那麼多因素可以影響結果，你可能會訝異雙色測試竟如此普遍。然而，從業者多半會調整他們的方法，選擇性的在診間實施。如同許多臨床的方法，如果從業者知道什麼時候要調整，的確能夠得到準確又前後一致的結果。但是，如果在不熟悉的環境工作，就可能產生奇怪的結果。

雙色測試：摘要

- 使用 +0.25 / –0.25 球面透鏡，通常裝在一手把上。
- 目標物模糊度相同：加 +0.25 DS，紅色背景的目標物就會較清楚。
- 目標物模糊度相同：加 –0.25 DS，綠色背景的目標物就會較清楚。

技術資訊

- 雙色板用鎢絲燈照射。
- 使用的濾光片為 Courtoid Red 15 與 Green 16。
- 濾光片為 0.25 mm 厚。
- 最大透光率為 red 15 在 620 nm 時為 15.9% LTF，green 16 在 535 nm 時為 18.6% LTF。

視力 (VA) 差的病人

由於視力差的病人在判別鏡片屈光力與清晰度的微小變化上有困難，因此經常需要對屈光力做大幅度改變。可採用範圍內來回測試，例如使用 +2.00 DS 試驗鏡片，然後把它與 –2.00 DS 的試驗鏡片做比較。如果病人能夠分辨這兩者，給較好視力的那個鏡片就可以繼續使用下去。重複這個方法，比如說 +1.00 DS 與 –1.00

DS 鏡片等。可能需要將測試屈光的圖置於 3 m 處或更近。這樣做完，結果會有些過度的正（位於 3 m 的圖是一近物，在試驗鏡片的平面有大約 –0.30 D 的聚散度），因此要做一點修正。針孔盤的使用對視力差的病人而言是必要的，如此可嘗試把屈光誤差與眼病變區分開來。

Scheiner 盤

最早用來評量屈光誤差的器具，是基於物理學家謝納爾 (Christopher Scheiner) 於 1619 年所提出的原理 (Bennett 1998)。這個試鏡箱的輔具是一個不透明盤 (Scheiner 盤)，具有兩個直徑 0.75 mm 的小圓孔，相距 2 至 3 mm，沿一經線等距位於中心點兩端 (圖 10.10)。這種大小能讓光通過兩孔進入眼睛的瞳孔。Scheiner 盤實際上是主觀視力計，可以用來檢測球面性屈光不正。這多少算是已經過時的方法，很少用在驗光實務裡。可是，Scheiner 盤可以用來證明調節的存在，也用為單一位置角膜曲率計與一些

自動屈光計的聚焦機制。要檢測球面性屈光不正，把 Scheiner 盤置於一眼前，由 6 m 處的聚光燈照射，另一眼則遮住。假如通過 Scheiner 盤看 6 m 處的點光源，影像會通過瞳孔的兩個不同部位而形成。

假如眼睛是屈光正常，兩個像就會同時在一處形成，而且是聚焦的。這個人看到的會是單一光點 (圖 10.11)。單純的近視會致使目標物形成交叉性複視的像 (圖 10.12)，而沒有調節的遠視則會導致非交叉複視 (圖 10.13)。兩個視網膜像的間距，取決於屈光不正的程度，而屈光不正的類型可以透過遮住一孔來得知。在圖 10.12，假如遮住上孔，近視眼裡下視網膜像會消失。由於視網膜倒像的結果，病人認知裡是上面的像消失，而遠視的人會說下面的影像不見了。圖 10.14 比較了遠視、屈光正常與近視的影像形成。Scheiner 也提出有三個針孔的盤，針孔分布成等邊三角形。屈光不正的類型可由觀察者看到的像是直立或是倒立三角形來

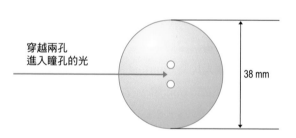

圖 10.10　Scheiner 盤。

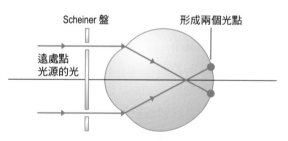

圖 10.12　Scheiner 盤：近視。

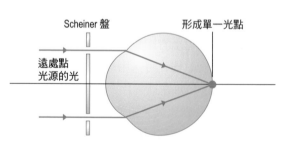

圖 10.11　Scheiner 盤：屈光正常。

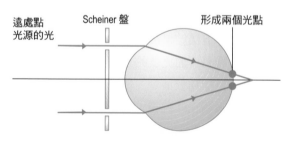

圖 10.13　Scheiner 盤：遠視。

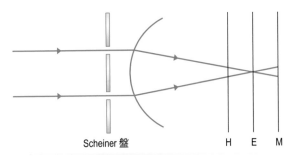

圖 **10.14** Scheiner 盤在遠視 (H)、屈光正常 (E)，
與近視 (M) 情況下影像的形成。

測定。可在目標物與眼睛之間插入球面透鏡，
使複視像重合，從而測定了所選擇經線上的屈
光不正。診間裡很少用 Scheiner 盤來做主觀屈
光，雖然它對那些不能夠應付一般檢測方法的
病人可能有用。

使用 Scheiner 盤會遇到的問題，包括：

- 不容易將盤正確置中。
- 測試期間，沒有使用到眼睛光學系統的中央
  部位。
- 不容易測量散光。
- 測試期間，病人的調節可能無法放鬆。

第 10 章結語

屈光包含三個階段，第一個是矯正屈光誤
差裡球面的部分。有若干方法可以利用來做到
這點，而每種方法都有優點與缺點。經驗可以
幫助從業者為不同的病人選擇最好的方法。它
也讓從業者在特定的診間採用特定的方法時，
能為了容許變化而直覺的做出必要的修正。

參考文獻

Bedford R E Wyrszecki G (1957) Axial chromatic aberration of the human eye. *Journal of the Optic Society of America* **47**:464–565.

Bennett A G (1986) An historical review of optometric principles and techniques. *Ophthalmic and Physiological Optics* **6**:3–21.

Brown (1927) Cited in Borish IM, Benjamin WJ (1998) *Clinical Refraction*. WB Saunders, Philadelphia.

Fletcher R (1991) Subjective techniques. In: Allen RJ, Fletcher R, Still DC (eds), *Eye Examination and Refraction*. Blackwell Scientific Publications, Oxford: 93.

Freeman H (1955) Working method – subjective refraction. *British Journal of Physiological Optics* **12**:20–30.

Ivanof A (1949) Focusing wavelength for white light. *Journal of the Optic Society of America* **39**:718.

Jenkins T C A (1962) Aberrations of the eye and their effects on vision: Part I. *British Journal of Physiological Optics* **20**:59–91.

Jennings J A M, Charman W N (1973) A comparison of errors in some methods of subjective refraction. *Ophthalmic Optics* **13**:8.

Lebensohn J E (1950) The pinhole test. *American Journal of Ophthalmology* **33**:1612-14.

Mandell R B, Allen M J (1960) The causes of bichrome test failure. *Journal of the American Optometric Association* **31**:531.

Millodot M, Sivak J (1973) Influence of accommodation on the chromatic aberration of the eye. *British Journal of Physiological Optics* **28**:169–74.

Polasky M (1991) Monocular subjective refraction. In: Eskridge J B Amos J B, Bartlett J D (eds) *Clinical Procedures in Optometry*. JB Lippincott, Philadelphia: 174–88.

進階閱讀

Elliott D B (2003) *Clinical Procedures in Primary Eye Care*. Butterworth-Heinemann, Oxford.

Michaels D M (1985) Subjective methods of refraction. In: Michaels D M (ed) *Visual Optics and Refraction*, 3rd edn. CV Mosby, St Louis, MO.

Rabbetts R B (1998) *Bennett and Rabbetts' Clinical Visual Optics*. Butterworth Heinemann, Oxford.

Tunnacliffe A H (1993) *Introduction to Visual Optics*. Association of the British Dispensing Opticians, London.

主觀性屈光：散光性屈光不正的矯正原理及技術

簡介

即使視力(VA)經最佳視力球(BVS)幫忙已達6/6或是更好，但從業者通常都還是會試圖找尋病人屈光誤差裡的散光成分。這是因為多數的病人都有一定程度的散光，三個人裡面只有一個沒有明顯的散光。大約三分之一的人散光會介於0.25 DC與0.50 DC之間，另外的三分之一散光則更嚴重。散光的發生率顯示在表11.1。

散光測定有兩個主要的方法。最普遍的十字圓柱法，能夠將客觀法(視網膜鏡檢查)所得到的圓柱矯正做簡單快速的調整。另外一種扇塊圖法，一般認為對輕微散光比較不準確，雖然它可以用「朦糊」的方法，將調節控制得更好，因此對高度數散光可能就更出色一些，尤其對十字圓柱法反應不好的病人，扇塊圖法會是有用的後援方法。雖然十字圓柱法毫無疑問是最普遍的方法，但扇塊圖法有時候在一些情況也非常有用，因此從業者都必須熟悉這兩個方法。

不論哪種方法，一般都從客觀屈光的球－圓柱結果得出BVS後開始著手。但當視網膜鏡檢查有困難，或是有高度散光時，可以從使用**狹孔**(stenopaic slit)(圖11.1)開始。這個試鏡箱裡的附件具有一個狹長的針孔，在視網膜鏡檢查無法給出準確的結果以及疑似高度散光的情況下，可以用來找尋近似的散光矯正參數。將它放置在測試的眼睛前，BVS也在原先的位置上，然後慢慢轉動狹孔，當病人的視力最好時，記錄其位置。此時狹孔的方位接近眼睛的一條主經線。把狹孔維持在這個位置上，然後加入正或負球面鏡，以給出這個經線的BVS。之後將狹孔轉90°，找出第二個經線的BVS。假如是不規則散光，第二個主經線不見得會與第一個成90°角。只是，如果心裡想的是戴眼鏡來矯正，那就不可能開出反映這點的鏡片處方。將狹孔找到的屈光力，轉換成球－圓柱形式，把結果放入試鏡架，如果需要的話，用本文將要介紹的主觀技術進行微調。必須要記住，圓柱的屈光力永遠與其軸成直角。

十字圓柱法

Jackson 十字圓柱鏡片的其中一面有正圓柱屈光力，而另一面則具有數值相同的負圓柱屈光力。兩個圓柱的軸互成直角。一個 ±0.25 十字圓

表 11.1　散光的發生率

散光 (DC)	總人口比例
0.00	32.0
0.25–0.50	34.6
0.75–1.00	17.7
1.25–2.00	9.8
2.25–3.00	3.8
3.25–4.00	1.5
>4.00	0.6

採自 Rabbetts (1989)。

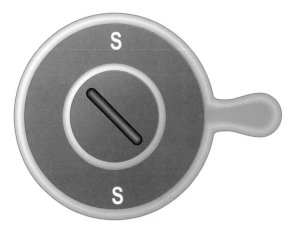

圖 11.1　狹孔：大多數試鏡箱裡都可以看到。

柱實際的屈光力，等於一個 +0.25 DS/–0.50 DC 的球柱鏡。一般情況下，軸會以 + 與 − 記號標示。從過去以來，正軸用紅色記號，負軸用白色記號。可是現在有一些製造商會用相反的顏色，所以最好在使用新的十字圓柱前檢驗一下，以確定兩個經線是如何標示的。

　　尚未矯正散光的眼睛，會有一道散光光束在眼睛內部形成，如第 7 章所敘述的，會是一條線像、一個無聚焦盤，或一個無聚焦橢圓成在視網膜上。十字圓柱法首先要做的，是將稱為**最小混淆盤** (DLC) 的無聚焦盤放到視網膜上。假如人類的視覺系統沒有焦深，我們可以直接用 BVS，不需修正，開始著手處理圓柱屈光。可是，即使是瞳孔直徑大的年輕病人，也

有一定的焦深。小瞳孔的年長病人，以及眼睛兩主焦點分得很開的嚴重散光患者，他們的眼焦深更大。理論上，確保 DLC 準確落在視網膜上的最好方法，是讓病人靠自己的眼調節幫忙放上去，當然這是假設他們還有調節力。不過，至今科學上還未證明病人確實會如此做。

　　在 DLC 處的模糊程度比其他的點都來得高，所以要把它聚焦到視網膜上的動機應該是很小，但基於這個假設所做的後續做法，實際上是有效的。為了能達到讓病人做些微調節的目的，應加略少的正鏡片或略多的負鏡片到 BVS 裡。對於焦深小的病人 (低度散光的年輕病人)，以 –0.25 DS 修正 BVS 是適切的。對高度散光或因瞳孔小而焦深長的病人，則需要較大的初始修正。但要記得老視晚期的病人，已沒有把 DLC 放上視網膜的調節能力。有些從業者會利用雙色測試，來幫忙修正 BVS。假如 DLC 成在視網膜上，病人會覺得紅色背景與綠色背景的目標物模糊程度相同。加了 –0.25 DS 鏡片，會覺得綠色背景的目標物較清楚。這是多數從業者在開始做十字圓柱前所想要達到的狀態。十字圓柱法需要 DLC 一直都在視網膜上，所以做十字圓柱的任何一個階段，只要病人能看到雙色板上的目標物，DLC 的位置就可以用雙色測試來檢驗。

　　一般的起始點是用第 10 章討論的雙色測試或 Simultan 方法所得出的 BVS。一般而言，在這個階段，試鏡架裡可能已有一個圓柱鏡，這圓柱鏡的屈光由客觀法 (視網膜鏡檢查) 得出，接近正確的矯正值。但是，如果視網膜鏡檢查所顯示的是輕微散光，則把圓柱鏡全部移開，以純粹的球面矯正疊上一個十字圓柱，且其屈光力大致等於所估計的散光誤差，這樣開始檢測可能還比較節省時間。全部的 (或殘餘的) 散光誤差可由表 11.2 估計。

　　十字圓柱法要求病人對目標物的「圓」做

判斷。目標物可以是一對環或一系列點。圖 11.2 顯示十字圓柱法常用的目標物。通常，目標物應是圓形的，比所能看到的最小字母大一些，因為目標物若含有線性成分，DLC 又沒能在視網膜上，會對判斷造成偏頗 (O'Leary 1988)。多數從業者用白色背景裡的雙黑環 (圖 11.2) 做為目標物。圓圈的張角約 6/12 與 6/5，所以多數的病人用最好的球視力，即可以分辨較大的圓圈。有時候如果病人的 BVS 視力比 6/12 差，可以用字母圖上的「O」做為目標物。在為低視力病人做屈光時這特別好用。字母的大小必須只比病人每眼最好的球視力大一些。有些從業者主張一次用幾個字母，但這會把病人弄得混亂 (更不用提從業者本身)，譬如當某些字在位置一較清楚，而又有某些字是在位置二清楚時。圓圈、適當大小的 Landolt C 或由點組成的圖案，比單一的字母更合宜。

表 11.2　有任何未矯正圓柱屈光的情況下，預期的視力

最佳球 VA	有 BVS 的散光誤差
6/5	0.25 DC
6/6	0.50–0.75 DC
6/9	1.00–1.25 DC
6/12	1.50–1.75 DC
6/18	2.00–2.25 DC
6/24	2.50–3.00 DC
6/36	3.25–4.00 DC

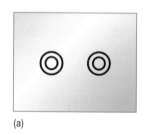

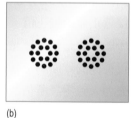

(a)　　　　(b)

圖 11.2　十字圓柱法使用的目標物：(a) 雙黑環；(b) 黑點系列。

十字圓柱是一個裝在有把手鏡架裡的球—圓柱鏡片。這鏡片實際上是一對交叉的平柱鏡片，其屈光力大小相等，符號相反，軸與把手成 ±45° 角。十字圓柱圖示於圖 11.3 與 11.4。把手上的數字表示兩個經線散光的差異。一個標示 1.00 D 的十字圓柱，其經線方向的屈光力為 +0.50 D 與 –0.50 D，鏡片上的記號則代表軸，而不是屈光力經線。這些軸與把手成 ±45 度角。十字圓柱的屈光力有 ±0.25、0.50、0.75 與 1.00 D 等幾種，散光差異是這些值的兩倍。做主觀屈光時，所選用十字圓柱的散光差異，應等於或小於估計的圓柱屈光。十字圓柱法在測定了 BVS 之後開始進行，分成兩部分：

1. 找尋並且細化圓柱軸
2. 細化圓柱屈光力

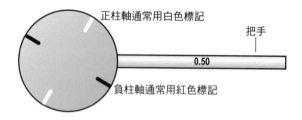

圖 11.3　十字圓柱。

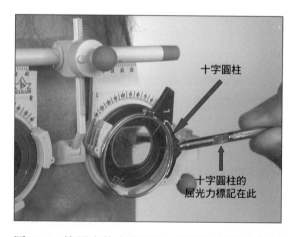

圖 11.4　使用中的十字圓柱。這裡負軸用白色標記。所以使用前小心檢查很重要。

軸的測定

試鏡架裡只有 BVS

　　將十字圓柱附到試鏡架上，把手在 45 度角的位置，主經線沿著 90 與 180。我們假設負軸沿著 180，並稱這個為「位置 1」，接著用盡可能快的速度旋轉十字圓柱，使負軸沿著 90，此為「位置 2」。問病人這兩個位置中，哪一個位置給的像最清楚又最圓。接著將十字圓柱把手轉至 180 經線，主經線沿著 45 與 135。我們假設負軸先沿著 135(「位置 3」)。旋轉十字圓柱使負軸現在沿著 45(「位置 4」)。同樣的，要病人選擇這兩個位置哪一個給的像最清楚又最圓。讓我們假設病人選擇「位置 1」與「位置 3」，如果這病人有散光，矯正的負圓柱軸將介於 180 與 135 之間。因 BVS 在原來的位置上，散光誤差可由表 11.2 估計，我們假設是 −1.00 DC。將 −1.00 DC 試驗鏡片放進試鏡架，它的軸介於 180 與 135 間 (例如 160 度)。這 −1.00 DC 試驗鏡片稱作「有效圓柱」。

　　有了有效圓柱，轉動十字圓柱使把手與有效圓柱的軸平行，此時正負軸會在有效圓柱軸兩邊 45 度角的位置。十字圓柱要在每個經線停留至少一秒鐘，然後盡快在兩個經線間轉動。兩個反轉的位置一般稱做「位置 1」與「位置 2」。有些十字圓柱在把手上會有扁平區域來協助這個動作。無經驗的從業者時常太急切，在目標物上停不到一秒，就趕緊轉往下一個。在這種情形下，性格外向的病人只好用猜的，內向的病人則不知所措，不論哪個狀況，結果都是不必要的反復，彷彿追逐無從捉摸的終點。一樣問病人兩個位置中，哪一個給出最清楚又最圓的像，接著將有效圓柱的軸往十字圓柱給清楚像的負圓柱軸移一些 (假設我們使用負圓柱)。起初，有效圓柱軸改變的幅度可以大一些 (10 度)，以便進行範圍內來回測試找到最終結果。因此，如果有效圓柱的軸在 160 度，且十字圓柱顯示它需往垂直經線移動，那它就應該改變到 140 度。如果此刻十字圓柱顯示這軸應水平一些，就將它轉回到 155 度，這裡應能讓十字圓柱的兩個位置達到等化。

　　當兩個位置給出相同的清晰度時，有效圓柱的軸就是正確的。範圍內來回測試的方法很有用，因為十字圓柱兩個位置的等化，不總是能指出正確的軸。病人有可能是差勁的觀察者，優柔寡斷、厭煩或沒耐性。假如我們有一個軸給出了等化，加上它的一側也是十字圓柱的正確位置，我們就可以相當確定結果了。

視網膜鏡檢查後且試鏡架裡有 BVS 與有效圓柱

　　有效圓柱放置妥當後，放入十字圓柱使其把手與有效圓柱的軸平行。在這個位置，其正、負軸在有效圓柱軸兩側 45 度角處。十字圓柱在每個經線停留要至少一秒鐘，然後盡快在兩個經線間轉動。如果有效圓柱的軸在 30 度，而十字圓柱顯示它需往垂直經線調整，那有效圓柱的軸應被改變到 40 度。如果此刻十字圓柱顯示這軸應水平一些，就將它轉回到 35 度，該處應能讓十字圓柱的兩個位置達到等化。當兩個位置給出相同的清晰度，有效圓柱的軸就是正確的。

圓柱屈光力的測定

　　欲測定圓柱屈光力，十字圓柱的一個主經線要與有效圓柱的軸平行。如同前面一樣，十字圓柱在「位置 1」要停留至少一秒鐘，然後迅速轉至「位置 2」，即另一個主經線與有效圓柱軸平行，然後再請病人比較這兩個位置的清晰度。範圍測試法在這裡也很有用，所以初始屈光力的改變應該是要 ±0.50 D，而不是 0.25 D。一旦過了終點值，在相反的方向改變 0.25 D，應該就能在兩個位置間達到等化。很

重要的是，當改變圓柱屈光力時，球面屈光力也要隨著調整，以維持 DLC 在視網膜上。一般規則是，每次改變圓柱屈光力，也連帶要改變球屈光力一半的量，且符號相反。例如，每改變 –0.50 DC，球要改變 +0.25 DS。另外一個做法，可以用 ±0.25 DS 旋轉鏡做雙色測試或字母視力來檢驗。由於自動屈光計會自動調整球屈光，所以習慣使用這種裝置的從業者在面對試鏡架時，偶爾會忘記要調整球屈光。圓柱屈光力測定完後，用上面所講的方法檢驗矯正圓柱的軸。

屈光十字圓柱法綜合整理

做為單獨的方法

1. 用字母圖與雙色板得出最佳球屈光。記錄視力 (VA)。
2. 調整最佳球屈光，使雙色板上的目標物只有綠色背景的清楚。
3. 用最佳球視力估計散光的程度。
4. 用十字圓柱估計圓柱軸。
5. 置入估計的圓柱到試鏡架裡。調整最佳球屈光力，使雙色板上的目標物只有綠色背景的清楚。
6. 用十字圓柱微調圓柱軸。
7. 用十字圓柱微調圓柱屈光力。要記得，無論何時雙色板上的目標物只有綠色背景的清楚，所以必要的話，調整球屈光。圓柱屈光力測定完後，再次檢驗圓柱軸。
8. 測完圓柱軸與圓柱屈光，用雙色板與字母圖檢驗最後處方球的部分。記得將正極大化。

視網膜鏡檢查後

1. 將客觀的結果置入試鏡架，調整球屈光使雙色板上的目標物只有綠色背景的清楚。
2. 用十字圓柱微調圓柱軸。

3. 用十字圓柱微調圓柱屈光力。記得，無論何時雙色板上的目標物只有綠色背景的清楚，所以必要的話，從業者需調整球屈光，然後再次檢驗圓柱軸。

一旦測完圓柱軸與圓柱屈光，用雙色板與字母圖檢驗最後處方裡球的部分。大多數從業者會給出病人眼睛能夠容忍的最大正或最小負的處方。屈光矯正完後，接著做平衡。

扇塊圖法

這是另外一種測試病人散光程度的方法，但比較不普遍。雖然主觀屈光一般在視網膜鏡檢查之後做，但扇塊圖法可以在沒有客觀結果的情形下單獨來做。雖然不是全部的測試圖都有，但大部分的傳統測試圖都有扇塊圖在頂端。它是有用的測試法，尤其對十字圓柱反應不好的病人更是如此。由於一些近代測試圖不一定有扇塊圖，因此從業者必須確保如果沒有扇塊圖，他們還是有辦法執行另外一個十字圓柱法。

在沒有客觀屈光 (視網膜鏡檢查) 的情形下，扇塊圖有兩種方法測定散光性屈光不正：**最佳球法**與**模糊法**。扇塊圖顯示在圖 11.5 與 11.6。

扇塊圖有三個部分 (圖 11.6)：

1. 扇形圖：大略測定矯正圓柱的軸。
2. Maddox V：確認矯正圓柱的軸。
3. 塊形圖：測定矯正圓柱的屈光。

扇形圖由相隔 10° 的輻射狀線組成，線寬的張角與 6 公尺距離的 6/18 分支相同。這些線繞著一個中央旋轉盤排列，轉盤上標誌了一個箭頭，稱做 **Maddox V**，與兩個由平行線組成的方塊，且兩方塊的平行線成 90° 角。轉盤的設計是，當轉動 Maddox V 朝向扇形圖最清楚的線時，兩方塊是沿著眼睛的兩個主經線。繞著扇形圖的較大字體數字，指出矯正的負圓柱

軸。這些數字與線的真正方位成 90 度角，是給間接測試 (使用鏡子) 用的。有些圖也有一系列字體較小的數字，是給直接測試 (沒有使用鏡子) 用的。扇塊圖的例行檢查是在最佳球測定之後做的，並且只用負圓柱。

如同十字圓柱，起始點也是 BVS，但接下來就開始不一樣了，因為我們不想把 DLC 放到視網膜上。要了解為什麼，讓我們思考簡單的循規性散光近視眼。在未矯正眼裡的散光光束有垂直的與水平的焦線，DLC 位於兩焦線的中間。如果 DLC 在視網膜上，水平與垂直線的模糊程度就會相同。如果我們把後端的焦線放到視網膜上，情形就改變了，以這循規性散光近視眼的例子，後焦線會是垂直的。現在，垂直線清楚聚焦，傾斜線沒那麼清楚，水平線最模糊。如此我們就有了該眼的兩個主經線。我們可以從讓水平線與垂直線一樣清楚的圓柱屈光力，得知散光的度數。

圖 11.7 顯示的是眼屈光為 plano/−2.00 DC ×180(單純近視性散光) 未矯正眼焦線的位置。圖 11.8 顯示這個眼睛看扇塊圖所呈現的樣子。圖 11.7 裡，水平焦線成在視網膜前，垂直焦線成在視網膜上。這反映在圖 11.8 所呈現的扇形圖上：垂直線清楚，水平線最模糊。

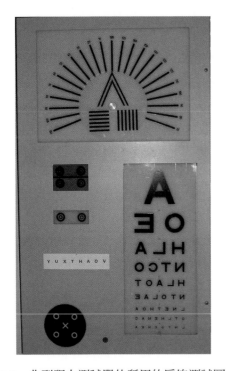

圖 11.5 典型視力測試單位所用的扇塊測試圖。

扇塊圖最佳球法

1. 用字母圖與雙色測試測定出最佳球，如第 10 章所述。在這個階段，如果有嚴重的未矯正散光或視力很差 (<6/12)，有可能無法利用雙色測試。

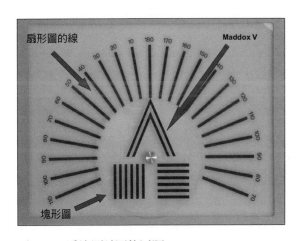

圖 11.6 扇塊測試圖的近照。

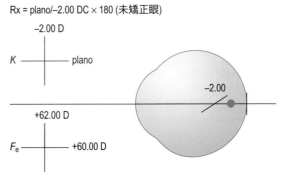

圖 11.7 眼屈光為 plano/−2.00 DC×180 未矯正眼內的焦線。

2. 把最佳球矯正後的視力記錄下來，並利用表 11.3 估計散光程度。

3. 由於最佳球的矯正，DLC 應會在視網膜上，或靠近視網膜。加入所估計圓柱值一半的正球屈光到最佳球裡，這將使後端的焦線回到視網膜上，或靠近視網膜。例如，如果 BVS 是 +1.50 DS，因這 BVS 的矯正，VA 為 6/18，估計的圓柱為 2.00 DC 左右。我們因此加所估計圓柱屈光力的一半 (+1.00 D) 到 BVS，以至試鏡架裡有 +2.50 D。Elliott (1997) 建議每次以 0.25 D 增加正屈光力，直到 VA 減低了一列，或是雙色板上紅色背景的目標物較清楚。

4. 要病人指出扇形圖裡線清楚的位置。1.00 D 以下的輕度散光，清楚的線較多，而 3.00 D 以上的散光只有一條線清楚。這個階段的目的，是約略定出矯正圓柱的軸。軸的選定可以借助這樣的方式提問：「假如這是鐘面，最清楚的線指的時間為何？」假如扇形圖裡所有的線似乎一樣清楚，增加一個 +0.50 DS 的球面鏡片，然後再看扇形圖。如果線仍然一樣都清楚，則沒有明顯的散光。

5. 用 Maddox V 來「固定」軸的方向。V 看起來必須要一樣模糊，當 V 的分支同樣模糊，V 的尖端在後焦線的主經線上。將 V 朝向較模糊的分支轉動，以等化兩個分支的模糊度（圖 11.9）。

6. 下一步是確定矯正圓柱的屈光力。這要用到塊形圖。步驟 5 後，方塊的方位與眼睛的主經線相同。我們需確定清晰方塊的位置，確保焦線是在視網膜上，以清晰方塊為目標物，微量調整球屈光直到取得最大的正球屈光或最小的負球屈光。

7. 加進 +0.50 D 球屈光，使後焦線落在視網膜前。這是下面要討論的**檢驗測試**的基礎。

8. 加入負圓柱（比估計的圓柱值小一些），軸

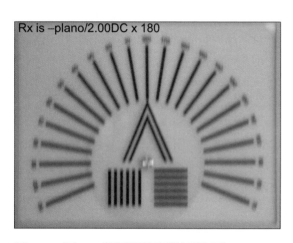

圖 11.8 圖 11.7 的眼睛所看到的扇塊圖。

表 11.3 有散光的最佳球視力

最佳球 VA	散光誤差 (DC)
6/5	0.25
6/6	0.50–0.75
6/9	1.00–1.25
6/12	1.50–1.75
6/18	2.00–2.25
6/24	2.50–3.00
6/36	3.25–4.00

VA = Visual Acuity，視力。

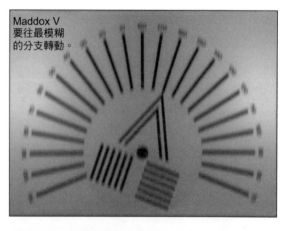

圖 11.9 要得到正確的軸，將 Maddox V 往「V」裡最模糊的分支轉動。

與模糊的方塊平行。這會將前焦線往視網膜推。當兩個方塊看起來一樣清楚，散光就矯正了。若再加上 –0.25DC，會讓原先模糊的方塊反而變得較清楚，這就是所謂的**檢驗測試**，表示原先兩個焦線都在視網膜前。移開最後加進的 –0.25DC，然後利用字母圖和雙色測試調整球屈光。檢驗測試可以防止散光的過度矯正，但要能夠做這測試，後焦線必須在視網膜前，這是步驟 7 加入了 +0.50DS 的結果。模糊與清晰方塊互相調換一定要能出現，否則後焦線不是在視網膜前，而且調節也沒有受到控制。

扇塊圖測試綜合整理

- 試鏡架裡有最佳球鏡片後，測量病人的字母視力，估計散光誤差。加所估計圓柱值一半的正球屈光到試鏡架裡。
- 另外再加 +0.50D 球屈光。
- 將病人注意力導向扇形圖，要他們指出清楚線的位置。
- 用 Maddox V「固定」圓柱軸。V 的兩個分支模糊程度要相同。
- 將病人注意力導向兩個方塊。其中一個方塊應比另一個清晰。清晰方塊的方位，應與扇形圖的清楚線一致。
- 放置負圓柱鏡片到試鏡架裡，圓柱的軸對應由扇形圖與 Maddox V 所定出的軸。直到兩方塊一樣清楚。
- 增加 –0.25DC 的圓柱屈光力。兩個方塊現在應該會反過來，例如垂直的方塊在測試過程一直都比較清楚，現在換成水平的方塊第一次較清楚。這就是檢驗測試。如果清楚的方塊沒有互換，表示測試失敗，要重新來過。
- 移開步驟 2 的 +0.50D 球面鏡。
- 用字母圖與雙色測試調整最佳球的屈光力。
- 記錄最後的視力。

屈光矯正完後，接著做平衡。

為進一步闡述扇塊圖法，我們用上面討論的方法得出 –2.00DS/–2.00DC×180 的處方（圖 11.10 至 11.17）：

- 利用給定的處方，可以得知簡化面屈光力與眼屈光（圖 11.10）。
- 一旦知道簡化面屈光力，就能確定焦線在未矯正眼裡的位置。扇形圖所呈現的樣貌也要一併考慮（圖 11.11）。
- 利用字母圖與雙色測試確定 BVS 的屈光力。BVS 的目的是將 DLC 放到視網膜上，當 DLC 在這個位置時，扇形圖的線看起來都同樣的模糊（圖 11.12）。
- 加入所估計圓柱值一半的正球屈光。在這個例子，我們已給出了圓柱值，但實際上它可

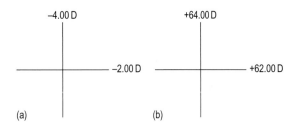

圖 11.10 簡化面屈光力：(a) 矯正鏡片的主屈力為 –4.00D 沿著 90 與 –2.00D 沿著 180；(b) 簡化面屈光力為 +64.00D 沿著 90 與 +62.00D 沿著 180。

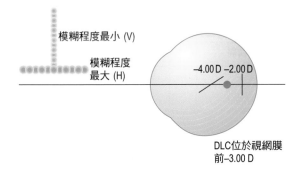

圖 11.11 未矯正眼裡焦線的位置。兩個線像散光的差異為 2.00D。

以從有 BVS 輔助時的 VA 估計出來。這個正球屈光使垂直焦線落在視網膜上,現在扇形圖上的垂直線應是清楚的 (圖 11.13)。

- 加入一個額外的 +0.50 DS 球面鏡 (檢驗測試)。這將兩個焦線往左移 0.50 D,病人仍會覺得垂直線比較清楚 (圖 11.14)。

- 在圖 11.14 裡,水平焦線離視網膜最遠。要矯正散光,兩個焦線必須重合。要移動水平焦線,必須調整鏡片的垂直屈光力。記住,在散光的情況,成像的方位永遠與屈力經線成 90 度角!由於圓柱的屈光力與其軸成 90 度

角,這個例子中矯正圓柱的軸為 180。讀者一定要很確定自己了解這點。所以,要加入一個軸 180 的負圓柱,直到兩個焦線重合。病人會覺得扇形圖上的線看起來相同,雖然有一點模糊,但是看起來一樣 (圖 11.15)。

- 增加一額外的圓柱屈光力 −0.25 DC。如果這步有效,清楚與模糊的方塊會互換,病人會第一次覺得水平線是最清楚的 (圖 11.16)。

- 現在移開 +0.50 DS。兩個焦線應成在視網膜

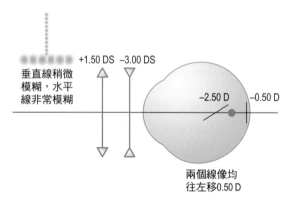

圖 11.14 增加一個 +1.50 DS 鏡片後的焦線位置:垂直線稍微模糊,水平線非常模糊。兩個線像均往左移 0.50 D。

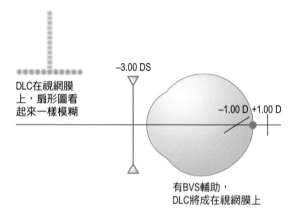

圖 11.12 BVS(−3.00 DS) 輔助後的焦線位置。由於 DLC 在視網膜上,扇形圖看起來是一樣的模糊。有 BVS 的輔助,DLC 將成在視網膜上。

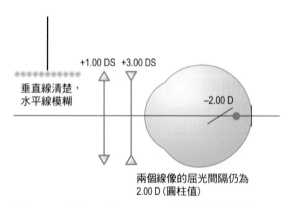

圖 11.13 增加一個 +1.00 DS 鏡片後的焦線位置:垂直線清楚,水平線模糊。兩個線像的屈光間隔仍為 2.00 D(圓柱值)。

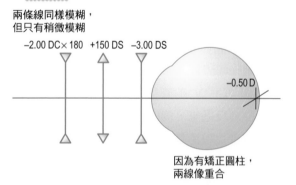

圖 11.15 有矯正圓柱鏡片 (−2.00 DC × 180) 與檢驗測試鏡片 (+0.50 DS) 後的焦線位置。兩條線同樣的模糊,但只有稍微模糊,而且因為有矯正圓柱,兩線像重合。

上，或靠近視網膜。可以用字母圖和雙色測試確認球屈光力 (圖 11.17)。

扇塊圖模糊法

模糊法一開始就用上大的正球屈光 (+20.00 D)，所以每一位病人的兩個焦線一開始就會在視網膜前。請病人看著扇形圖，這時逐漸減少球屈光，直到後焦線落在視網膜上。模糊法不用估計散光，而且調節一開始就控制住

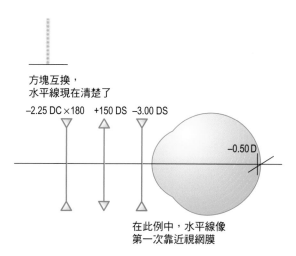

圖 11.16　用 −2.25 DC × 180 圓柱鏡片後的焦線位置。方塊互調，水平線變清楚。在這個例子，水平線像首次較靠近視網膜。

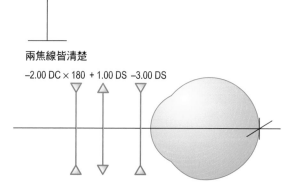

圖 11.17　移走 +0.50 DS 鏡片，但有正確圓柱時的焦線位置。兩個焦線都清楚。最後的矯正處方是 −2.00 DS/−2.00 DC × 180。

了。假如診間有屈光計，這是很實用的方法，因為可以很快速的減少球屈光。一旦後焦線在視網膜上，就可以按上面所講的繼續往下做。

不同方法的優點與缺點

扇塊圖法的優點與缺點

- 對高圓柱屈光，算是最優秀的方法，因為只有一條扇形線非常清楚。
- 對低圓柱屈光就沒那麼可靠。
- 可以使用在低視力 (VA) 的病人。
- 有些病人會覺得這種散光測試比較不緊迫，因為每次看的都是同一個目標物。
- 不是所有的視力測試單位都有扇塊圖。
- 對十字圓柱法反應差的病人，扇塊圖法就會很有用處。
- 扇塊圖法能快速檢驗散光的存在。

十字圓柱法的優點

- 雖然這個方法的理論看起來很複雜，但練習之後它會是非常簡單快速的方法。
- 正負圓柱都可以用 (扇塊圖法只有負圓柱可以用)。
- 相對來說，比較不受頭部傾斜的影響。
- 許多現代的測試圖沒有包含扇塊圖，但都有某種形式的圓形目標物。這點與到府訪視特別有關。
- 相對比較不受皮質性晶狀體改變的影響。
- 遠距與近距離視力都可以操作。
- 假如病人很敏銳，它可以非常準確 (到 2.5 度)。
- 對低圓柱屈光，這方法比扇塊圖法準確。

十字圓柱法的缺點

- 球面屈光力必須正確，否則會產生誤差。
- 它需要病人有良好的 VA。

- 對高圓柱屈光，扇塊圖法較準確。
- 有些病人會認為十字圓柱測試令人覺得慌亂與緊迫。
- 扇塊圖法對調節的控制較好。

第 11 章結語

　　廣泛使用的十字圓柱法，以及也許很少使用的扇塊圖法，兩者都有優點與缺點。對大多數病人來說，兩種方法都可以產生令人滿意的結果，但也沒有任何一種方法適合所有的病人，所以熟悉兩種方法是必要的。不論是事前還是執行期間，兩種方法都需要對調節有良好的控制。在測定當中，病人的頭部位置也應控制好。

參考文獻

Elliott D B (2003) *Clinical Procedures in Primary Eye Care.* Butterworth-Heinemann, Oxford.

O'Leary D (1988) Subjective refraction. In: Edwards K, Llewellyn R (eds), *Optometry.* Butterworth-Heinemann, Oxford: 135.

進階閱讀

Rabbetts R B (1998) *Bennett and Rabbetts' Clinical Visual Optics.* Butterworth-Heinemann, Oxford.

Tunnacliffe A H (1993) *Introduction to Visual Optics.* Association of the British Dispensing Opticians, London.

雙眼平衡與雙眼屈光

簡介

一旦矯正完球面性與散光性屈光不正，就可以對遠距屈光做最後的調整了。這時在詳細籌思調整的方法前，值得先思索一下我們希望達到的結果是什麼。我們也許應該從病人的觀點來看這個問題。他們對光學矯正的合理期望應該會是清楚舒適的視力。絕大部分的病人都有一對眼睛，雙眼以某種方式一同工作，屈光的終極目的應是兩眼同時使用時，能夠擁有最佳的視力與最大的舒適度。如果我們只單獨考慮一隻眼睛，用主觀方法就可以簡單推論出所需的單眼矯正法。如果放太多正屈光力在眼前，遠距視力會朦朧，視力因此也降低了。如果正屈光力太少，以致於病人眼睛過度的負，這時老視前期的眼睛能夠調節以取得最好的視力，但是老視眼就不行了。所以理想的矯正，似乎是能以最小努力取得最佳視力的最大正鏡片或最小的負鏡片。

可是在雙眼條件下，事情就變得有些複雜了。未矯正遠視會刺激病人去調節，而如此做的結果，會造成某種程度的調節性會聚。只要遠視能完全矯正，就不會產生這種調節性會聚，但結果卻是讓病人更加外隱斜視。假如病人本來就是外隱斜視，就需要更大的視像融合會聚來補償這視動平衡。如果病人是內隱斜視，額外的正屈光力可以幫忙減少內隱斜視。如此，為了病人的舒適度，最佳的球面性矯正會取決於視動平衡，而且完全矯正遠視也不總是能給出最舒適的視力。因為這個原因，對於某些程度上無法造成雙眼視像融合的平衡方法，我們都得打折扣。有若干這類方法仍然在使用，無論是藉由輪流遮擋或是稜鏡來讓兩眼完全分離，全都一樣無法提供有意義的結果。

仔細思索我們想要達到的平衡到底是什麼，這一點也很適切。沒有什麼理由一定要嘗試讓兩眼的視力相等。在許多情況下，即使已有理想的屈光矯正、即使看字母的視力相等，兩眼視力的品質也不是一樣的，而讓品質一樣的唯一方法，卻是讓視力較好的那隻眼睛處於不利。有一些相關機構倡導這樣的一套做法，雖然多數人也承認病人對這樣的想法不太熱衷。大多數平衡方法試圖做的，是等化兩眼對調節的需求，因為即使對不同眼造成調節的刺激不相同，兩眼的調節反應大致而言仍是相同的(Campbell 1960)。兩眼之間調節反應的差異平均為0.12 DS，雖然有些人可以到0.50 DS。如果球面性矯正沒有平衡，對同一個目標物的調節需求也就不相等。如果調節反應一樣，意謂其中一眼是模糊的，除非它們妥協，否則最後兩眼都會模糊。

雙眼平衡方法

單眼屈光後的雙眼平衡

如果在單眼的情形下做完主觀性屈光，就一定要做雙眼平衡。要讓兩眼間調節的努力相等，雙眼平衡是一定要做的，因為在單眼的情況下，眼睛不需要調節同樣的量，但在雙眼的情況下則需要。在雙眼的情況下，兩眼永遠調節相同的量。假如右眼與左眼的處方不是「平衡的」，兩眼就會以盡可能小的量調節，讓其中一眼有清楚的視網膜像，但另外一眼的像可能略微模糊，並且可能產生眼力疲勞。

如果我們企圖達到雙眼平衡，有兩個主要的要求：

1. 必須要有一些方法，能為個別眼睛提供特定的目標物。
2. 必須要有一個兩眼能同時看到的目標物，以鎖定雙眼，並確保視像融合能夠發生。

單眼目標物可以用下列的方法分開。

中隔法

Turville 無限平衡 (Turville infinity balance, TIB) 的方法，由 Turville 於 1946 年提出，不過他與 Esdaile 從 1927 年就一起開發這個方法了。原先的裝置包含一個間接圖，該圖為垂直的兩行字母，除了圖之外還有一個鏡子，由一個 30 mm 寬的垂直中隔板分成相等的兩段。中隔板是一根垂直桿或寬 30 mm、高 50 mm 的長方形，具有外框，以藉此能夠鎖定雙眼。

30 mm 中隔板的作用是替每隻眼睛隱藏一段 60 mm 寬的測試圖，同時也做為雙眼的目標物 (雖然也許不是很好的目標物)。

偏光

偏光法能夠做到讓單眼看測試圖的某部分，同時讓另一眼看另一部分，而不需費時放置中隔板。再者，若是用投影機測試圖，它會是比較適合的方法。根據 Bannon (1965) 的文獻，偏光法於 1939 年首次在達特茅斯眼科學院 (Dartmouth Eye Institute) 使用。測試圖的左側與右側用偏光膜覆蓋。置於眼前的分析鏡片讓每隻眼只看得到半邊的測試圖，所以需要在中間放一個無偏光的視像融合用目標物。這個方法有一個缺點，因為偏光膜相當程度的降低了光度。對側的那一半圖會完全黑暗，而同側的這半邊，光也會被偏光膜砍掉一半，雙眼的目標物也會相當的黯淡。Cowen (1955) 部分解決了這個問題，他讓字母偏光化，但背景沒有。基於這個概念，為改進雙眼目標物的各種不同偏光化測試圖製造了出來。其中一種由 Freeman (1955) 設計出的圖，還增加了雙色目標物。許多測試圖將偏光化字母做在無偏光的有色背景裡，設計出遠處的效果，從而減低了調節，並提供了詳細的視像融合目標物。

Grolman (1966) 提出向量圖的幻燈片，利用高解析印刷技術將雙向色性的墨汁，沉積在伸展的聚乙烯醇薄膜上。這提供了經濟實惠的方法，來製作投射用偏光化幻燈片，雖然其對比度只有傳統測試圖上偏光化目標物的 80%。偏光雙色測試的特色是在測試圖的設計上。這種測試圖結合了偏光化雙色版，讓戴了偏光面罩的病人可以用右眼看紅／綠背景的一組目標物，同時用左眼看另外一組。這樣情況下的雙眼視力會近乎常態，因此可以等化左、右眼對遠距視力的調節力度。

降低像的品質

使用光衰減片或霧化鏡將一個像的品質降低，可以做到只以單眼視力看部分的測試圖。Humphriss (1984) 利用這個方法做完全的「Hack Humphriss」方法，這在本章稍後會討論。使用這種方法時，病人可以看字母或雙色目標物。

字母目標物

這可以兩種不同的方式使用。O'Leary (1988) 提議用相等的正球面鏡霧化兩眼，並比較每隻眼中字母的清晰度。假如其中一眼看得較清楚，就增加此眼的霧化鏡直到視力相等。之後以每次 0.25 DS 逐步減少雙眼的霧化，每一步都要查驗視力是否仍相同。Fletcher (1991) 則建議輪流增加 +0.25 D 到每隻眼。理論上，這將讓視力模糊，但如果病人眼睛可以接受，它是有可能要加到球面矯正裡的。這種處理方法，實際上是比較某一隻眼睛有額外矯正與沒有額外矯正時的視力，而不是比較雙眼的清晰度。如先前討論的，兩隻眼睛沒必要有天生相同的視力清晰度，因此這第二種比較的方式，可能較合邏輯。它是雙眼屈光法中的 Humphriss 立即對比 (Humphriss immediate contrast, HIC) 法使用的基本比較方式。

雙色目標物

在此，雙眼的矯正調整到相同的值。可是，病人的一眼或兩眼有可能無法等化紅色與綠色目標物。如果是這種情況，其他顏色背景的目標物對兩眼應同樣模糊，並且相同數量的球面屈光力，應會反轉雙色板呈現的樣貌。

Humphriss 立即對比 (HIC) 方法

Humphriss 首先在 1962 年提出這個方法，在不用屈光的眼睛前使用一個霧化鏡，使其視力降低三或四列。Humphriss 建議的是 +0.75 DS

的鏡片，雖然多數從業者使用 +1.00 DS，甚至還更多。+1.00 D 通常可以讓瞳孔大的年輕病人達到所需的霧化，但較年長的病人由於瞳孔較小，可能需要大一點的正屈光。這個方法背後的概念是，把這隻眼的視力降到大約 6/12，此時中央視力受到抑制，「心理上的中隔板」發揮了作用。

HIC 測試是雙眼的球面鏡片平衡方法，可以在左眼與右眼的單眼屈光之後進行。一隻眼用 +0.75 或 +1.00 球面鏡片霧化，另一隻眼的球面屈光調整到最舒適的視力。如果霧化的是左眼，而右眼則看向一列字母，在這處理過程中，首先持一片 +0.25 DS 鏡片在右眼前，2 到 3 秒後，再換一片 –0.25 DS。如果處方原先已經過平衡，+0.25 DS 將會模糊右眼，而 –0.25 DS 則沒有作用，因此沒有調整右邊球屈光的需要。現在換把霧化球鏡片放到右眼前，而 ±0.25 球面鏡片輪流給左眼。如果處方原先已經過平衡，+0.25 DS 將會模糊左眼，而 –0.25 DS 則沒有作用，故不需要調整左邊球屈光。如同雙色測試，±0.25 DS 鏡片通常裝在旋轉架上。假如視力因為有了 +0.25 DS 鏡片而更舒適，這鏡片應加到測試眼的球屈光裡，並且同樣屈光的鏡片也要加到霧化的眼，因為在整個過程裡，霧化的程度要維持在同樣的量。重複這過程，直到 +0.25 DS 模糊了視力才停止。假如視力因為加了 –0.25 DS 鏡片而更舒適，這鏡片應加到測試眼的球屈光裡，而霧化鏡片則要減少 0.25 DS。結束點是當加 +0.25 DS 會模糊視力，而加 –0.25 DS 沒有作用時。執行 HIC 測試時，重要的是，在移開左邊的霧化鏡片前，要先放入右眼的霧化鏡片。

雙眼屈光

當一隻眼睛被遮住的時候，調節一會聚的關係就瓦解了，而且瞳孔會擴張。假如屈光誤

差是全然不規則的,如初期白內障的情形,瞳孔擴張就會造成屈光誤差的改變。隨著視像融合暫時中止,對雙眼視力最有益處的矯正,也就是大多數病人想達到的常態視力,就無法準確測定出來了。然而,在雙眼的情形下做全部的屈光是可行的,而且有許多已發表的證據,說明單眼情況下得到的屈光矯正,不見得與雙眼情況下得到的有關聯。

Morgan (1949) 在比較了單眼與雙眼的屈光後,發現有 20% 的人顯示有 0.25 DS 的差異,有 2% 的人差異超過 0.50 DS。Norman (1953) 則發現 35% 的人有 0.25 DS 的差異,12% 的人其差異大於 0.50 DS。此外,在他的病人中,有 28% 在雙眼球屈光平衡中顯示了 0.25 DS 的差異,5.6% 的人顯示有 0.50 DS 以上的差異。在雙眼情形下,若存在旋轉隱斜視 (cyclophoria),測定到的散光軸也有可能不同。明顯的旋轉隱斜視之患病率目前尚不確定,但有一些機構估計可能有 15% 人口這麼高。這樣的患病率顯得夠高,以致於有些屈光外科診所堅持,任何將進行手術的病人一定要做雙眼屈光。

Turville (1946) 發現,經由雙眼測試所得的屈光矯正,屈光參差的弱視者其 VA 較高,之後這種現象又被證實了許多次。Grolman (1966) 發現視力的差異在字母圖上可以多到 1.5 列。完全的雙眼屈光可以利用偏光片或是修正 TIB 的方法來達成。只是,偏光化目標物的對比度會變差,而 TIB 的雙眼鎖定也不是很適當。英國從業者使用最普遍的是修正後的 HIC 方法,它是長期研究計畫的結果,由 Humphriss 於 1984 年完成綜整。重要的結果如下:

- 假如一隻眼由 +0.75 DS 或 +1.00 DS 的正球面鏡霧化,那隻眼的中央凹會被抑制,以致於即使是雙眼視力,對邊緣銳利度的感知會單獨依靠那隻無霧化的眼,亦即建立了「心理上的中隔板」。

- 被抑制的區域可以如 0.5 度一般小,這是中央凹要辨認 6/9 字母所需的區域。

- 放 +1.00 DS 鏡片在一隻眼前,對於正融合保留 (positive fusional reserve) 只會有很小的影響。可是,若將球屈光增加到 +1.50 DS,就可能開始瓦解雙眼視力。

第三點很有趣,雖然多數從業者用 +0.75 DS 或 +1.00 DS 以建立心理上的中隔板,但也有不少人採用 +1.50 DS 的霧化鏡,純粹就只是圖個方便而已,接著做主觀性屈光時,把視網膜鏡檢查工作距離矯正片留在鏡架裡。這過度霧化效果的確證,來自對老視單眼視力矯正的研究。在此研究裡,其中一眼為遠距視力做矯正,另一眼則藉由正球面鏡的過度矯正,來為近距離視力做矯正。Pardhan 與 Gilchrist (1990) 發現在 1.00 與 1.50 D 之間的某一值,眼睛會從雙眼總合過渡到雙眼抑制。當雙眼總合發生的時候,雙眼的對比靈敏度會較單眼的值高出約 40%。雙眼抑制時,雙眼的靈敏度會比單眼的低。這也和隱形眼鏡從業者與屈光外科醫師觀察到的現象有關,他們發現低於 +1.50 的閱讀附加在單眼視力的效果較好。有其他的方法也可以建立心理上的中隔板。Mallett (1964) 用 ± 0.50 的十字圓柱,Lyons (1962) 用大約 30% 的光衰減片。

使用 HIC 法做屈光,具有許多明顯的優點:

- 用了正球屈光,使霧化眼的調節暫時中止,而只依靠會聚的作用。這減少了正在進行屈光的眼睛之調節振盪。對有潛在遠視的病人而言,雙眼屈光一般比較不會矯正不足。

- 不必另外做雙眼平衡。這節省了相當多時間,對從業者與病人都是好處。與一些眼睛照護專業人士的信念相反,調查顯示病人對冗長的測試並不喜歡。

- 在雙眼的情況下,可以減少或消除隱性眼

球震顫，獲致較好的 VA 與較精確的主觀回應。即使是平常人，雙眼視力也通常比單眼的好。

- 假如有旋轉隱斜視，雙眼屈光不會減低最後的 VA。對屈光手術的病人來說，這現在是很重要的因素，在一些屈光外科診所中，雙眼屈光是屈光的前處理程序裡，必須要做的一個項目。有旋轉隱斜視的病人出人意料的多，對高度散光者，它可能是影響視力與病人舒適度很重要的因素。

- 遮住另一眼的工具，通常是不透明的黑色眼罩。這可能對瞳孔直徑有些微的影響。對晶狀體改變的較年長病人來說，這會影響最後得到的處方。

　　大多數的病人，其雙眼屈光較快，也可能較準確，雖然有些人的雙眼屈光對他們不適合。正球面鏡用來將一眼朦糊到 6/12 或約略值，若是屈光眼的視力也在這附近或是更差，困擾就大了。有些病人的其中一隻眼睛是明顯「主導的」眼睛，即使霧化了，仍繼續在雙眼視覺的感知上主導著表現，所以當嘗試屈光非主導的另一隻眼時，就會產生複視或仍感覺視力模糊。這種情況的解決方式很簡單，先屈光那隻較弱或非主導的眼睛，遮住另一隻眼。然後在雙眼條件下屈光主導的眼睛。這時可以霧化弱勢的眼睛，如果它的 VA 不差的話；或是維持弱勢的眼睛未霧化，如果其視力已經是 6/12 或更差。

「Hack Humphriss」方法

　　這基本上是結合了單眼與雙眼元素的混合法，因為簡單、快速與可靠，可能至少與修正的 HIC 法一樣普遍：

1. 若要屈光右眼，就遮住左眼。
2. 為右眼做單眼屈光。
3. 做 +1.00 模糊測試。假如 VA 減低到 6/12 左右，留著這 +1.00 在試鏡架裡。假如不是，則調整霧化鏡直到 VA 減低到 6/12 左右。
4. 在右眼霧化的情況下，屈光左眼，亦即做雙眼屈光。
5. 對左眼做 +1.00 模糊測試。
6. +1.00 仍留在左眼前的情況下，在雙眼檢驗下做右眼的球屈光平衡。

+1.00 D 模糊測試

　　主觀屈光最後處方裡的球面部分，一般都會再用 +1.00 D 模糊測試來檢驗。基本上，加一片 +1.00 DS 鏡片到最後遠距矯正的鏡片裡，再一次評估遠距 VA。增加的 +1.00 DS 鏡片應該會讓 VA 掉了約三列，例如，從 6/5 掉到 6/12 或從 6/6 掉到 6/18。如果 +1.00 DS 只將病人的「正常」視力，譬如 6/5 降到 6/9，那病人可能是正屈光不足（或過多的負屈光），應再次檢驗處方。在做主觀屈光時，調節放鬆的不夠，可能是正屈光不足的原因。由於這個原因，+1.00 D 模糊測試主要用在老視前期的病人。

　　Elliott 與 Cox (2004) 做過 +1.00 D 模糊測試的臨床評估。他們發現 +1.00 D 模糊測試讓老視前期病人的 VA 掉了 logMAR 圖的一列到七列，平均值約為 0.40 logMAR(logMAR 圖上的四列)。他們認為這麼大的數值範圍，並非源自不可靠的測量，而可能是眼光學的變異性或低品質視網膜像的感知解釋。此外，在 +1.00 D 模糊測試中，較大瞳孔造成 VA 的改變也會較大，小瞳孔造成 VA 的改變也會較小。很重要的是，加了 +1.00 D 鏡片後的 VA 值，也與原先的 VA 值有關。如果起初的 VA 是約 6/4，加了 +1.00 D 鏡片後應會模糊到約 6/12[+]。但是，有 +1.00 D 鏡片後的 VA 若為 6/9 或 6/6，則不一定表示病人是正屈光不足（或過多的負屈光）。只是，如果出現這樣的值，還是建議再看看矯正處方裡的球面部分。

+1.00 DS 模糊測試應輪流在每隻眼睛做，做的時候要遮住另一隻眼睛。接著，有些從業者會將 +1.00 DS 留在試鏡架上，以接著應用 Humphriss 方法。

近距離雙眼屈光

在近距離做雙眼屈光是可能的，雖然實務上很少人做，除非這是最後的手段。可是，有些病人由於調節與瞳孔收縮，當他們做近距離注視時，球面屈光的平衡會改變。再者，Scobee (1952) 發現在他的病人中，有 77% 的人在調節時散光軸會移轉。雖然這些改變在視覺上意義不大，但也有些例外，特別是有高度散光時。對近距離目標物，使用正球面鏡做到適當的霧化是很困難的。Mallet (1964) 提議用正或負的十字圓柱做霧化，對這些病人很有幫助。

主觀性屈光有多準確？

當嘗試要量化主觀性屈光的準確度時，有一些問題要考慮。首先，同一位從業者，用同樣的方法屈光同一位病人，兩次得到相同結果的可能性為何？ Humphriss (1958) 在 1 到 90 天裡重複屈光 132 位不同的病人，發現有 78% 的人發生些許改變。球面屈光的情況，標準差為 0.254 DS，若為圓柱屈光的情況，標準差為 0.214 DC。老視前期病人的偏差 (0.275 DS) 比老視病人的偏差 (0.208 DS) 略高。

Borish 與 Benjamin (1998) 認為同一位檢查者一般日常檢查的重複率，對球面與圓柱屈光力應在 ±0.25 D 內，圓柱軸的話則為 5 度。屈光力越高，其重複率應該會越低，但若考慮到圓柱軸則應會增加。接下來，是否兩個不同的從業者，用同樣的方法，也可能得到相同的結果？

Perrigen 等人 (1982) 研究三位驗光師的一致性。在球面屈光力上，有 27% 受測對象的結果完全一樣。差異在 0.25 DS 之內的，則占了

受測對象的 86%，而差異在 0.50 DS 之內的占了 98%。在圓柱屈光力上，相對應的數值為 51%、93% 與 99%。Goss 與 Grosvenor (1996) 細察發表的文獻，發現由二到三位不同驗光師進行驗光，其屈光再現性的差異在 ±0.25 D 之內的有 80%，在 ±0.50 D 之內的有 95%。使用不同的方法似乎會影響測試的最後結果，但 Jennings 與 Charman (1973) 發現雙色測試與 Simultan 方法之間的再現性，沒有顯著的差異。Safir 等人 (1970) 也有同樣的發現。Johnson 等人 (1970) 發現，不同的圓柱軸測定方法會給出相同的結果。73% 至 85% 的結果在 5 度以內，93% 至 98% 的結果在 10 度內。

所以似乎可以這麼說，在多數的時候，主觀性屈光的再現性差異在 0.25 D 之內。Adamson 與 Fincham (1953) 發現，**生理性眼耐受度** (physiological ocular tolerance)，即不會引起調節改變的聚散度範圍，以及**感知耐受度** (perceptual tolerance)，也就是不會造成顯著模糊的容許失焦量，兩者皆約為 ±0.25 DS。只是，臨床經驗告訴我們，對失焦的容忍度會因個人的差異而有不同，有些人異常敏感，這可能是生理因素的結果，如大瞳孔導致焦深減少，或肇因於某些心理特徵。對多數病人來說，屈光力 ±0.25 D 的改變或圓柱軸 5 度內的改變，可以看成只是測試的人為假象，所以除非連帶有症狀，或有需要一副新的眼鏡，很難證明有必要去改變處方。或許這些數量的改變是真實的，如果 VA 低的話，又或者屈光本身就容易改變 (例如有新陳代謝疾病的病人)，慎重一些仍是適當的。也許最後應該引用 Michaels (1985) 的一句話：「測量屈光不正是一回事，替它開處方又是另一回事。」

第 12 章結語

對平常使用雙眼視力的病人來說，他們很

需要在雙眼條件下平衡兩眼的調節力度。這可以在單眼屈光後分開來做，許多從業者採用這個策略，也都獲得令人滿意的結果。可是，有一些有說服力的論點，則傾向完全的雙眼屈光。主觀性屈光的準確性有一些限制，受到了採用的方法、驗光師的經驗，與病人本身的影響，決定處方時應把這些因素都考慮進去。開處方本身是一種科學，也是一種藝術，即使有經驗，偶爾也會出人意表。

參考文獻

Adamson J, Fincham E F (1953) Visual tolerances and their effect on the measurement of refraction. *Refractionist* 405–11.

Bannon R E (1965) Binocular refraction – a survey of various techniques. *Optometry Weekly* 56(31):25–31.

Borish I M, Benjamin W J (1998) *Borish's Clinical Refraction*. W B Saunders Co., Philadelphia: 693.

Campbell F W (1960) Correlation of accommodation between the two eyes. *J Opt Soc Am* 50:738.

Cowen L (1955) Binocular refraction, a simplified clinical routine. *British Journal of Physiological Optics* 16:60–82.

Elliott D B, Cox M J (2004) A clinical assessment of the +1.00 blur test. *Optometry in Practice* 5:189–93.

Fletcher R (1991) Subjective techniques. In: *Eye Examination and Refraction*. Blackwell Scientific Publications, Oxford.

Freeman H (1955) Working method – subjective refraction. *British Journal of Physiological Optics* 12:20–30.

Goss D A, Grosvenor T (1996) Reliability of refraction – a literature review. *Journal of the American Optometric Association* 67:619–30.

Grolman B E (1966) Binocular refraction – A new system. *New England Journal of Optometry* 17:118–30.

Humphriss D (1958) Periodic refractive fluctuations in the healthy eye. *British Journal of Physiological Optics* 15:30.

Humphriss D (1962) Binocular vision technique – the psychological septum. *Review of Optometry* 99:19–21.

Humphriss D (1984) *Refraction Science and Psychology*. Juta & Co., Cape Town.

Jennings J A M, Charman W N (1973) A comparison of errors in some methods of subjective refraction. *Ophthalmic Optics* 13:8.

Johnson B l, Edwards J S, Goss D A (1970) A comparison of three subjective tests for astigmatism and their inter-examiner reliabilities. *Journal of the American Optometric Association* 67:590–7.

Lyons J G (1962) Refraction and the binoculus. *Optician* **July**:663–6.

Mallett R F J (1964) The investigation of heterophoria at near and a new fixation disparity technique. *Optician* 148:574–81.

Michaels D M (1985) Subjective methods of refraction. In: Michaels D M (ed.), *Visual Optics and Refraction*, 3rd edn. CV Mosby, St Louis: 316–34.

Morgan M W (1949) The Turville infinity binocular balance test. *American Journal of Optometry and the Archives of the American Academay of Optometry* **26**:231–9.

Norman S L (1953) Plus acceptance in binocular refraction. *Optometry Weekly* **44**:45–6.

O'Leary D (1988) Subjective refraction. In: Edwards K, Llewellyn R (eds), *Optometry*. Butterworth-Heinemann, Oxford: 135.

Pardhan S, Gilchrist J (1990) The effect of monocular defocus on binocular contrast sensitivity. *Ophthalmic and Physiological Optics* 10(1):33–6.

Perrigen J, Perrigen D M, Grosvenor T (1982) A comparison of clinical refractive date obtained by three examiners. *American Journal of Optometry and Physiological Optics* 59:515–19.

Safir A, Hyams L, Philpott J (1970) Studies in refraction. I. The precision of retinoscopy. *Archives of Ophthalmology* 84:49–61.

Scobee R G P (1952) *The Oculorotatory Muscles*. Henry Kimpton, London.

Turville A E (1946) *Outline of Infinity Balance*. Raphaels Ltd, London.

進階閱讀

Elliott D B (2003) *Clinical Procedures in Primary Eyecare*. Butterworth-Heinemann, Oxford.

Rabbetts R B (1998) *Bennett and Rabbetts' Clinical Visual Optics*. Butterworth-Heinemann, Oxford.

Tunnacliffe A H (1993) *Introduction to Visual Optics*. Association of the British Dispensing Opticians, London.

調節與老視

簡介

與近視、遠視和雙眼視力異常相比,老視在視力問題裡是不受重視的一塊。但是,對一輩子屈光正常的人來說,老視通常是第一次碰到的屈光困難。因此,這一類病人就很在乎,不論是從光學、生活品質和老化等不同觀點來看,但不幸的是有些同儕卻摒棄老視,認為其相對不重要。如果給病人老視只是次要妨礙的這種印象,那就不用訝異有些人會選擇現成的老花眼鏡,而另一些人從網站或其他零售店購買閱讀眼鏡了。

本章內容

- 調節
- 調節幅度的臨床量測
- 與調節有關的定義
- 老視與近附加
- 遠視與調節
- 與調節研究有關的計算
- 景深

調節

調節是眼睛改變屈光的能力,以便能夠對焦在不同距離的物體上。要對焦在近距離的物體,眼睛必須增加它的屈光力,這種改變稱為**正調節**。當眼睛把對焦點從近處移到遠處時,就需要減少屈光力,這種改變稱為**負調節**。實務上,當我們說**調節**時,通常指的是眼睛增加屈光力。眼睛可以改變的屈光力最大量,稱為**調節幅度**,用眼睛的最大屈光力減去眼睛的最小屈光力,即可簡單得出這個量。調節的目的是要「抵消從近距離物體來的負聚散度」。看遠方的物體時,屈光正常的眼睛可以無調節的將物像聚焦在視網膜上,因為在角膜的入射聚散度為零 (圖 13.1)。同樣的眼睛看眼前 1/3 公尺處的物體時 (圖 13.2a),在角膜的入射聚散度為 −3.00 D。如果清楚的像要成在這屈光正常眼的視網膜上,這負聚散度必須要抵消。正屈光力必須加到眼睛的屈光系統,以確保清楚的像能成在視網膜上,而這個正屈光力的增加由眼睛的調節能力來達成。在這個例子中,眼睛必須調節以增加 +3.00 D 到眼睛的屈光力,以抵消源自近距離物體的 3.00 D 負聚散度。

眼睛裡牽涉到調節過程的部位有:

- 第三顱神經 (N III)
- 睫狀肌與睫狀體
- 睫狀小帶
- 晶狀體
- 晶狀體的彈性囊
- 玻璃體

人眼的粗略結構顯示在圖 13.2b。

傳統的調節過程理論，同時也最為人熟知的理論，是由 Helmholtz 提出。他認為當我們往遠處看時，晶狀體會被睫狀小帶拉伸成扁平的形狀，而睫狀小帶本身則是由睫狀肌拉動。在這個無調節的狀態中，睫狀肌是放鬆的。當我們看近距離的物體時，睫狀肌向前收縮，鬆弛了睫狀小帶的張力，增加了晶狀體的曲率。

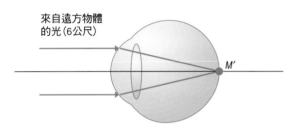

圖 13.1 無調節的屈光正常眼。

若干年後，Fincham(1937) 提出晶狀體本身不具「放鬆」回自然調節狀態所需的彈性力，他認為在調節時，晶狀體是被有彈性的囊塑成較彎曲的形狀。近來的數據顯示晶狀體是有彈性的，而且玻璃體也參與了一些。一些專家相信有兩種睫狀小帶：主要小帶與張力小帶，後者在調節時處在張力狀態下。Tunnacliffe(1993) 整理調節理論如下：

當睫狀肌放鬆，睫狀體裡的彈性組織會將睫狀小帶保持在張力狀態，以便讓眼睛能為遠距視力對焦。在為近距離視力調節時，睫狀肌向前、向內收縮，減少睫狀小帶的張力。彈性囊壓縮晶狀體，同時也受到玻璃體壓力的幫忙，晶狀體的前端面鼓出較陡峭的形狀。回復到遠距對焦時，睫狀體放鬆，睫狀體裡的彈性組織恢復睫狀小帶的張力，並且藉晶狀體本身

(a)

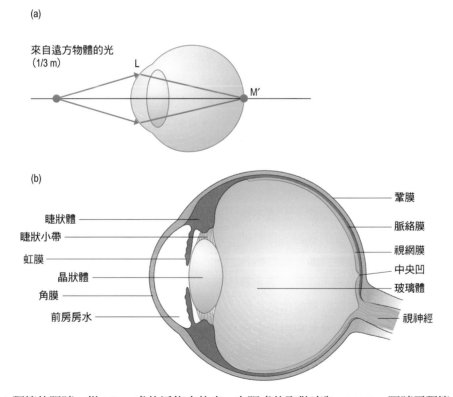

(b)

圖 13.2 (a) 調節的眼睛：從 1/3 m 處的近物來的光，在眼處的聚散度為 −3.00 D。眼睛需調節 +3.00 D 以抵消這負聚散度。(b) 人眼的粗略結構。

彈性的幫助，晶狀體被拉成遠距對焦所需的扁平形狀。

　　無調節時，晶狀體前端與後端面的曲率半徑分別為 +10.0 mm 與 –6.00 mm。完全調節時，它們變成 +5.50 mm 與 –5.50 mm。有趣的是，前表面的曲率改變最多。

　　正調節時，身體上的特徵包括：

- 睫狀體外表面往前移約 0.50 mm。
- 晶狀體變成震顫的，失去睫狀小帶的支撐。
- 無調節時出現細紋，調節時消失，說明無調節時睫狀小帶處在張力狀態下。

　　調節時，眼睛其他部分是否也有改變，這方面的研究不多。然而，Pierscionek 等人 (2001) 與 He 等人 (2003) 發現調節時，角膜曲率會改變。Drexler 等人 (1998) 發現有趣的現象，當晶狀體調節時，眼球的長度變長了。想要看對調節深入的討論，讀者可參考 Pierscionek(2005)。

調節的分類

　　若以功能性來分類，調節可以分成：

- 緊張性調節
- 會聚調節
- 近端調節
- 反射調節
- 隨意調節

　　緊張性調節是一種調節的不活動狀態，是在沒有任何外來刺激情況下的調節。眼睛不會完全無調節，這就是為什麼我們會說，當眼睛在最弱的屈光狀態時，是為無調節。這也稱為**調節性緊張** (accommodative tonus)，在第 8 章有討論過。**會聚調節**是由會聚的刺激所產生的調節。以年輕人來說，眼睛的會聚會引起調節的反應。會聚的反應時間約 0.2 秒，幾乎是調節反應時間的兩倍快。調節是較延遲的一方，並以會聚做為開始的信號。所以常說會聚驅動調節。**近端調節**是一個人注意到鄰近物體時，所

引起的調節。**反射調節**是為了維持清楚的視網膜像，對模糊的一種尋常本能反應。**隨意調節**無關乎刺激的存在與否，從近距離對焦的狀態轉為放鬆調節的能力，就是一個很好的例子。

眼鏡調節與眼調節

　　調節可以在兩個地方「量測」。在眼鏡鏡片的平面上量到的調節，稱為**眼鏡調節**，其定義為「在眼鏡鏡片的平面上所量到，為了抵消源自近距離物體的負聚散度所需的調節」。眼鏡調節的符號為 A_{spec}。若是在簡化面量到的調節，則為**眼調節**，其定義為「在簡化面量到的，為了抵消源自近距離物體的負聚散度所需的調節」。眼調節的符號為 A_{oc}，調節幅度的符號為 A。

調節幅度的臨床量測

　　測量調節幅度最常見的做法，是使用 RAF 近點尺 (RAF near point rule; 譯註:RAF 為皇家空軍的縮寫) 的**模糊方法**，參考圖 13.3(a)。RAF 尺是一 50 cm 長的方形長桿，上面有公分，屈光度與年齡三種刻度。量測調節幅度時，任何的球面或散光屈光不正均已矯正，受測者有一真實的人造近點 (即眼睛前)，參考圖 13.3(b)。RAF 尺放在病人鼻樑下稍微降低一點的位置，以模擬眼睛正在閱讀，參考圖 13.3(c)。這個方法測量眼鏡調節幅度 (在眼鏡平面上量測的調節幅度)，是計算近距離眼鏡矯正的屈光力時所需的值。先測量單眼的調節幅

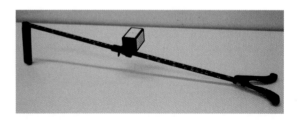

圖 13.3(a)　RAF 近點尺外觀。

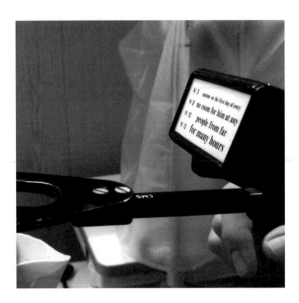

圖 13.3(b) RAF 近點尺的人造近點。

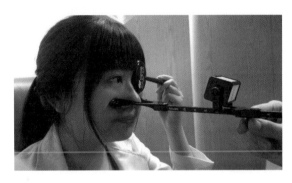

圖 13.3(c) RAF 尺操作時置放在病人鼻樑略低位置。

度 (以篩檢第三顱神經的異常)，並且應大致相同。雙眼的調節幅度通常大於單眼的值，因為會聚驅動了調節。使用 N5 字母或電話號碼做為目標物。調節幅度從滑動卡位置的刻度讀出。模糊方法有兩個不同的做法。 [附註：感謝亞州大學視光學系江東信老師、曾文萱同學，以及馬偕醫專視光學科陳資嵐老師，主動提供圖 13(a)-(c) RAF 近點尺測量相關照片。]

方法 1

量測者將滑動卡從 RAF 尺遠的那一端往受測者移近，直到卡上的字體開始模糊。調節幅度從這位置的刻度讀出。這個方法稱為「push-up-to-blur」。

方法 2

量測者將滑動卡從靠近受測者臉部這一端往外移，直到卡上的字體剛好可讀。調節幅度從這位置的刻度讀出。這個方法稱為「push-down-to-clear」。

假如兩個方法都用了，記錄的調節幅度應為這兩個方法讀數的平均值。在量測臨床的調節幅度時，可能會有一些主觀造成的變量，導致的因素有：

- 景深：調節時，瞳孔會收縮，因此增加了景深。這意謂當完全調節時，病人可以看清楚的目標物比黃斑部的共軛焦點近。

- 目標物亮度：照明度低或差時，閱讀某個大小的字體會有些困難，一旦照明改善，閱讀起來就容易多了。照明度低也可能會讓瞳孔收縮，進一步增加了景深。

- 模糊容忍度的變化：假如大字體與小字體的模糊盤大小相等的話，一般人對大字體的模糊忍受度會比小字體的好。模糊比 (模糊盤大小：字體大小) 意謂在同樣的模糊度下，大字體可能仍可讀，而小字體就不行。

與調節有關的定義

調節、調節幅度、眼鏡調節與眼調節在前面已定義過了。下面是其他有興趣的名詞。

真實遠點 M_R

經由未矯正、無調節眼的屈光，與黃斑部中心互為物像關係的共軛點。

換句話說，是未矯正、無調節的眼睛所能看清楚最遠的點。

真實近點 M_P

> 經由未矯正、但完全調節眼的屈光,與黃斑部中心互為物像關係的共軛點。

是未矯正、完全調節的眼睛所能看清楚最近的點。

調節範圍

> 真實遠點與真實近點之間的距離。

由於這是兩個真實點之間的距離,因此眼睛是未矯正的。

人造遠點 Art_{MR}

> 經由已矯正、無調節眼的屈光,與黃斑部中心互為物像關係的共軛點。

是已矯正、無調節眼所能看清楚最遠的點。就閱讀眼鏡來說,人造遠點的距離是閱讀附加的倒數。

人造近點 Art_{MP}

> 經由已矯正、完全調節眼的屈光,與黃斑部中心互為物像關係的共軛點。

是已矯正、完全調節眼所能看清楚最近的點。

清楚視力的範圍

> 人造遠點與人造近點之間的距離。

用人造這個字,意謂眼睛是經過矯正的。

注意,以上這些定義只有一、兩個字的改變。

老視與近附加

隨著年齡增長,調節幅度漸漸減少。這是大家都熟知的,如表 13.1。由於調節幅度的減少,致使病人需要近距離視力的眼鏡。

因年老而造成調節幅度減少的原因如下:

- 隨著晶狀體的持續生長,晶狀體囊逐漸失去彈性。

表 13.1 調節幅度隨年齡的變化

年齡 (歲)	調節幅度 (D)
10	14
20	10
30	8
40	5–6
45	3–4
50	2
60	1
70	<1

- 從大約 30 歲起,晶狀體核開始硬化。
- 睫狀肌的增厚與晶狀體的生長,減低了睫狀小帶的張力。

對屈光正常或已矯正了屈光不正的人來說,在他們 45 歲左右時,調節幅度就減到了一個程度,以致於近距離視力變得困難或是眼鏡已無法維持以前的舒適性。這個時候,需要加上一些正屈光力以彌補眼睛調節力的不足。這個增加的正屈光力稱為**近視力附加** (near vision addition)。當調節幅度降到 3.00 D 左右時,即會有**老視**。由過去數不清的臨床事例顯示,如果病人調節不超過其調節幅度的 2/3,他們可以維持舒適的近距離視力。如果長時間維持超過這種調節強度的對焦,就很可能會有如下的症狀:

- 近距離時模糊。
- 長時間細密工作後遠距離模糊。
- 睫狀肌過度收縮造成的眼疲勞與頭痛。
- 顳顬與前額附近的頭痛。
- 低光度下閱讀困難。

一位病人所需的閱讀附加或「Add」,取決於需要的工作距離與可利用的調節幅度,這可以由下面的方程式估計:

$$Add = |L| - 2/3 Amp$$

此處:

$$L = \frac{1}{l}$$

為入射光在鏡片位置的聚散度。l 為工作距離或者是近物的距離，以公尺為單位。L 取其絕對值。若一位病人習慣在 20 公分的距離工作，他的老視會比習慣在 50 公分工作的人開始得早。由於這病人的調節幅度變得不足，他必須增加工作距離，或者戴矯正鏡片，以抵消調節不再能克服的負聚散度。

所有的近距離視力測試，都應在確定了病人習慣的工作距離，而且把試鏡架調整到那工作距離的瞳孔間距後才能施作。首先，利用上面的方程式或是表 13.2 來估計近附加，之後這近附加屈光力可以用一些不同的方法加以細化。近附加的測定與細化在第 14 章討論。表 13.2 顯示不同的工作距離與調節幅度所估計的附加。

近距離測試圖

實務上，評估近距離視力所用的測試圖多半採用 Times New Roman 的字型，例如由英國的眼科學院 (Faculty of Ophthalmologists) 核准的閱讀測試圖 (圖 13.4)。這些圖裡面的數字代表字型的點大小，並且在前面加一個字母 N，例如 N5、N6、N8、N10 和 N12。在近代數位印刷術中，每一個字母可以「想像」被框限在一個矩形的方框裡，這方框的高度叫做點大小。

點大小為一個字母所占垂直空間的大小，並不是字母的高度，字母高度要實際測量才知道。字型是字體的式樣，例如 Times New Roman、

READING TEST TYPES
as approved by
THE FACULTY OF OPHTHALMOLOGISTS,
LONDON, ENGLAND

N. 5
He moved forward a few steps: the house was so dark behind him, the world so dim and uncertain in front of him, that for a moment his heart failed him. He might have to search the whole garden for the dog. Then he heard a sniff, felt something wet against his leg — he had almost stepped upon the animal. He bent down and stroked its wet coat. The dog stood quite still, then moved forward towards the house, sniffed at the steps, at last walked calmly through the open door as though the house belonged to him. Jeremy followed, closed the door behind them; then there they were in the little dark passage with the boy's heart beating like a drum, his teeth chattering, and a terrible temptation to sneeze hovering around him. Let him reach the nursery and establish the animal there and all might be well, but let them be discovered, cold and shivering, in the passage, and out the dog would be flung. He knew so exactly what would happen.
(From "Jeremy" by Hugh Walpole).
wire sons vain error unwise cream remove

N. 6
The camp stood where, until quite lately, has been pasture and ploughland; the farm house still stood in a fold of the hill and had served us for battalion offices; ivy still supported part of what had once been the walls of a fruit garden; half an acre of mutilated old trees behind the wash-houses survived of an orchard. The place had been marked for destruction before the army came to it. Had there been another year of peace, there would have been no farmhouse, no wall, no apple trees. Already half a mile of concrete road lay between bare clay banks, and on either side a chequer of open ditches showed where the municipal contractors had designed a system of drainage. Another year of peace would have made the place part of the neighbouring suburb. Now the huts where we had wintered waited their turn for destruction.
(From "Brideshead Revisited" by Evelyn Waugh)
nervous manner immune over unanimous wear

N. 8
And another image came to me, of an arctic hut and a trapper alone with his furs and oil lamp and log fire; the remains of supper on the table, a few books, skis in the corner; everything dry and neat and warm inside and outside the last blizzard of winter raging and the snow piling up against the door. Quite silently a great weight forming against the timber; the bolt straining in its socket; minute by minute in the darkness outside the white heap sealing the door, until quite soon when the wind dropped and the sun came out on the ice slopes and the thaw set in a block would move, slide and tumble high above, gather way, gather weight, till the whole hillside seemed to be falling, and the little lighted place would crash open and splinter and disappear, rolling with the avalanche into the ravine.
(From "Brideshead Revisited" by Evelyn Waugh)
immense snow came near arrow use.

圖 13.4 眼科學院的閱讀測試圖 (Keeler Ltd)。

表 13.2 為不同工作距離與調節幅度所估計的附加

幅度 (D)	年齡 (歲)	工作距離 (cm)						
		25	30	35	40	45	50	55
		估計的附加 (D)						
5.00	40	0.75	0.00	0.00	0.00	0.00	0.00	0.00
3.00	45	2.00	1.25	1.00	0.50	0.25	0.00	0.00
2.00	50	2.75	2.00	1.50	1.25	1.00	0.75	0.50
1.50	55	3.00	2.25	2.00	1.50	1.25	1.00	0.75
1.00	60	3.25	2.75	2.25	1.75	1.50	1.25	1.00
0.75	65	3.50	2.75	2.50	2.00	1.75	1.50	1.25
0.50	70	3.75	3.00	2.50	2.25	2.00	1.75	1.50

採自 Tunnacliffe(1993)。

Arial。知道點大小，不表示我們知道字母的高度，因為即使點大小相同，不同的字型，其字母高度都有些許的不同。此外，由於字母與 Snellen 圖字母的設計不同，所以用 Times New Roman 字型的近距離視力測試，不可能得出真正 Snellen 測試的等同值。評估近距離視力時，從業者也應記下閱讀時的流暢度，以及能夠辨認的字體大小。

實務上可使用近距離測試圖的情況包括：

- 測定閱讀距離時的視力。
- 在測定近距離屈光矯正時，做為合適的目標物。
- 眼鏡配好後，驗證視力。
- 研究視力矯正對閱讀流暢度的影響。
- 比較不同光學矯正的視力與閱讀流暢度。

以下為理想近距離測試圖的特色：

- 在同樣的字體大小水平，閱讀的難易度應相同。
- 該測試圖對視力好與視力差的人都適用。
- 字體大小水平的級數應是對數的。
- 行與行之間的間距應與字體大小有關聯。
- 每行的字數或字母數應維持相同。

目前的設計存在一些問題：

- 假如只是要做快速的評估，最常見的一些圖都不好用。
- 有時候得到等同於 Snellen 的估計是更合適的。
- 一些卡不適合小孩。
- 可以從內容來猜字。
- 有時候，病人不想停止閱讀，直到他們「讀完了故事」。
- 段落與段落裡的文字沒有在難易度上匹配。
- 連續段落間，字體大小的改變比例，沒有按照一定的規則。

如前面所提，實務上多數近距離測試圖是採用印表機點系統 Times New Roman 字型的測試圖。其他的或是更好的近距離測試圖有：

- Bailey-Lovie 字詞閱讀圖 (Bailey-Lovie Word Reading Chart)(圖 13.5)
- 實務近距視力圖 (Practical Near Acuity Chart) (圖 13.6)
- 驗光研究所近距測試圖 (Institute of Optometry Near Test Chart)(圖 13.7)

這些都是設計成對數的測試圖。

Bailey-Lovie 閱讀圖是一種讀字的圖，它測試的是能看到、進而能閱讀的辨認解析視力，而不是閱讀能力。它不採用有主題的連續文字，而是擴展成從 N80 到 N2 的文字，以測量辨識的閾值。它的比例是 80、64、48、40、32、24、20、16、12、10、8、6、5、4、3、2.5、2，是一種對數的設計。Bailey-Lovie 閱讀圖在低視力很好用，為了能達到特定的視力需求，它在距離的改變、字體大小的改變，以及屈光力或放大率等方面都提供了線索。例如，一位病人用 +4.00 D 附加，在 25 公分的距離可以讀 N24，但是病人需要的是 N6 的視力。記得，使用任何對數設計，其關鍵在於步階的數目。用上面的比例，我們可以看到這病人需要六步階的解析力進步 (N24 到 N6 是六步階)。為了達到 N6 視力，我們能進行如下的步驟：

1. 把這閱讀圖移近六步階 (25 公分 → 6 公分) 或

2. 把閱讀附加增加六步階 (+4.00 D → +16.00 D)

很有趣的，+16.00 D 的附加，對應 100/16 = +6.25 公分的工作距離，從實務面來看這與上面第 1 點的距離相同。要判定所需的放大率，傳統方法是將已有的視力除以所需的視力。在這個例子，即為 N24/N6 = 4× 放大率。名義上放大率寫為 F/4，在這裡 +16.00/4 = 4×。全部都合理！

實務近距視力圖的印刷字體大小從 N80 到 N5。設計者不用比 N5 小的字，以避免病人因看不清而沮喪，而且那麼小的字體也沒有實質

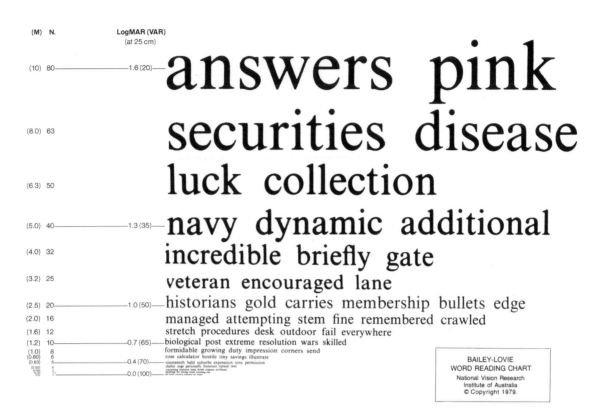

圖 13.5 Bailey–Lovie 字詞閱讀圖 (Reproduced with permission from Bailey and Lovie at the National Vision Research Institute.)。

表 13.3 驗光研究所近距測試圖建議的測試距離

距離 (cm)	80	64	48	40	32	24	20	16	12	10	9

意義。此圖在設計上，字體大小與行距都以對數遞減 (0.1 logMAR)。它每一行的字數都相同，而且每行都各有一個三個字母的字、四個字母的字和五個字母的字。設計者建議五個字母的字分數為 0.04 的 logMAR 單位，三個字母和四個字母的字分數為 0.03 logMAR(總共 0.1 的 logMAR 單位)。假如要很精確的監測視力，這樣的準確度很好用。

驗光研究所近距測試圖採用近乎隨機的字群，字體大小從 N36 到 N4.5，另有單獨一列，此列每行只有一個單字，大小從 N36 到 N4.5。這單獨的一列很好用，它可以很快指示出近距

離視力。然後再用字群來測定閾值。使用的字是從年輕人最常碰見的字中選出 15 個，所以即使是認字不多的讀者也能勝任這份差事。這圖建議的測試距離見表 13.3。

這些距離構成對數尺度，可以克服非對數設計的「天花板」與「地板」效應。當病人在還沒到閾值就讀到最底的一列，叫「天花板」效應；病人連圖最上面的一列都無法讀，即為「地板」效應。舉個例子，一位病人在建議的 40 公分處，可以輕鬆閱讀 N4.5。從業者將圖移到 64 公分處。從表 13.3，這是兩步階遠。N4.5 現在對病人來說剛剛好。在表 13.4 往下走

133

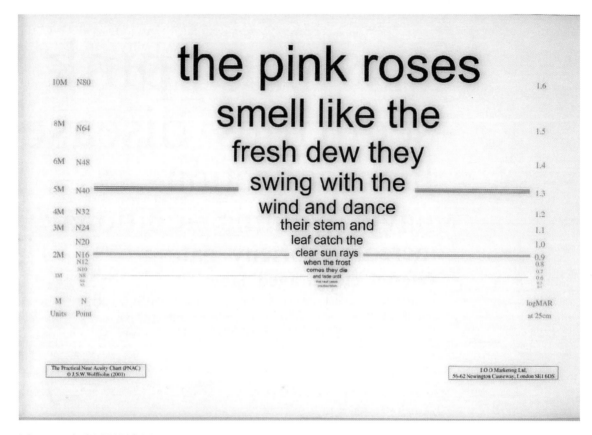

圖 13.6 實務近距視力圖 (IOO Marketing Ltd)。

兩步，顯示近距離視力的閾值為 N3、logMAR −0.1 與 Snellen 6/5。

利用驗光研究所近距測試圖的另外一個例子，一位病人在 20 公分距離只能讀最上一列 (N36)。由於 20 公分比 40 公分近三步 (表 13.3)，我們必須往上走三步 (表 13.4)。病人在 40 公分的近距離視力是 N70、logMAR 1.3 與 Snellen 6/120。讀者若想看關於驗光研究所近距測試圖的詳細討論，可以參閱 Evans 與 Wilkins(2001) 的文章。

遠視與調節

兼性與絕對遠視

遠視病人的眼屈光 (K) 總是大於零 (K 永遠是正的)，而調節又給了眼睛所需的額外正屈光力。遠視有三種可能性：

1. $K > A$
2. $K = A$
3. $K < A$

在第 1 種情形，病人不可能藉調節得到清楚的視網膜像。可以用調節克服的一部分遠視，稱為**兼性遠視** (facultative hypermetropia, H_F)。調節不能克服的，稱為**絕對遠視** (absolute hypermetropia, H_A)。

$$H_F = A$$

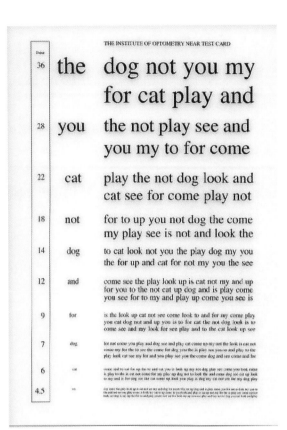

圖 13.7 驗光研究所近距測試圖 (IOO Marketing Ltd)。

表 13.4 使用驗光研究所近距測試圖時的換算表

不同視力尺度的等同值			
點大小	UK Snellen	Decimal	LogMAR
N70	6/120	0.05	1.3
N60	6/100	0.06	1.2
N48	6/80	0.07	1.1
N36	6/60	0.10	1.0
N28	6/48	0.12	0.9
N22	6/38	0.16	0.8
N18	6/30	0.20	0.7
N14	6/24	0.25	0.6
N12	6/18	0.30	0.5
N9	6/15	0.40	0.4
N7	6/12	0.50	0.3
N6	6/9	0.60	0.2
N4.5	6/7.5	0.80	0.1
N3.5	6/6	1.0	0.0
N3	6/4.8	1.2	−0.1

$$H_F + H_A = H_T$$

由於調節幅度隨年紀漸增而遞減，所以 H_F 也是，因此最後大部分的**總遠視** (H_T) 為絕對遠視。

潛在遠視與表現遠視

在有遠視的年輕人裡，常常會發現他們不能接受由客觀方法，如視網膜鏡檢查，所測定出的全部屈光誤差。他們能接受的最大正球面鏡屈光，同時還能維持清楚的遠距視力，稱為**表現遠視** (manifest hypermetropia, H_M)。剩餘的遠視稱為**潛在遠視** (latent hypermetropia, H_L)。

	H_T	
H_M		H_L

潛在遠視是過度調節狀態的結果，所以即使戴了表現遠視的矯正眼鏡，眼睛仍還有一定程度的調節。在年輕人中，潛在遠視可以有總遠視的一半那麼高，但到了中年時，通常會減到零。

與調節研究有關的計算

接下來的章節是說明如何計算：

- 真實遠點
- 真實近點
- 人造遠點
- 人造近點
- 眼鏡調節
- 眼調節

真實遠點

真實遠點的定義是，在無輔助與無調節眼

135

中,與黃斑部互為共軛的點。真實遠點位置的符號為 M_R。

真實遠點的距離是從簡化面到 M_R 的距離,符號為 k。要找出真實遠點的位置,需要先知道眼屈光。眼屈光的倒數為真實遠點的距離,單位是公尺:

$$k = \frac{1}{K}$$

無調節的屈光正常眼,其真實遠點在無窮遠處。無調節的近視眼,其真實遠點在簡化面前方某個距離處。無調節的遠視眼,其真實遠點則在簡化面右方某個距離處 (圖 13.8 至 13.10)。

例題 13.1

求一近視眼真實遠點的位置,其眼屈光 $K = -4.00\,D$。

這題非常簡單。由於我們已經知道眼屈光了,要做的就是取其倒數。真實遠點的位置為:

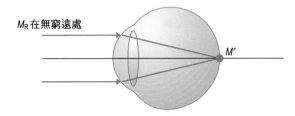

圖 13.8 屈光正常眼的真實遠點 (無調節的眼): M_R 在無窮遠。

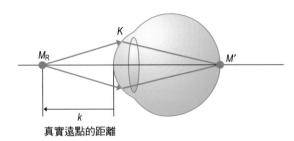

圖 13.9 近視眼的真實遠點 (無調節的眼):M_R 在簡化面左方。

$$k = \frac{1}{K} \qquad k = \frac{1}{-4.00} = -0.25\,\text{m}$$

真實遠點在簡化面前方 (左方)25 cm 處。

例題 13.2

求一遠視眼真實遠點的位置,其在 14 mm 處的眼鏡屈光 $F_{sp} = +5.00\,D$。

因沒有直接給出 K,所以這例題稍微複雜一些。但它可以很容易從 F_{sp} 與頂點距離求出。我們需要用到以下式子:

$$K = \frac{F_{sp}}{1 - (dF_{sp})}$$

$$K = \frac{+5.00}{1 - (0.014 \times +5.00)} = +5.376\,D$$

所以:

$$k = \frac{1}{K} \qquad k = \frac{1}{+5.376} = +0.186\,\text{m}$$

真實遠點在簡化面後方 (右方)18.6 cm 處。

真實近點

真實近點 (圖 13.11) 是無輔助但完全調節的眼,其與黃斑部互為共軛的點。真實近點位置的符號為 M_P。真實近點的距離是從簡化面到 M_P 的距離,可以給定標準的物距符號 l。

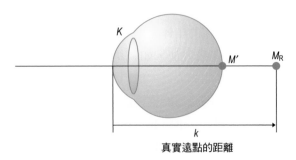

圖 13.10 遠視眼的真實遠點 (無調節的眼):M_R 在簡化面右方。

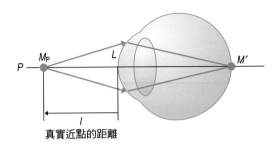

圖 13.11 真實近點：M_P 是真實近點。L 是完全調節眼處的聚散度：$L = K + (-A)$ 且 $l = 1/L$。

要找出真實近點的位置，我們需要知道能維持清楚視網膜像、且最接近眼睛的物體，其發出的光到達完全調節眼時的聚散度。用另一種方式講，即為眼睛的調節幅度可以克服的最大負聚散度。這個值的符號是 L_{eye}，可由下式求出：

$$L_{eye} = K + (-A)$$

這裡的 K 是眼屈光，A 是調節幅度。一如往常，l 的算法如下：

$$l = \frac{1}{L}$$

上面的式子可以用來求出真實近點的位置，無論是屈光正常、近視與遠視眼皆然。

例題 13.3

一近視眼，其眼屈光為 −8.00 D 且調節幅度為 4.00 D。求其真實遠點與真實近點的位置。

由於眼屈光已給出，我們可以立刻用下式求出真實遠點的位置：

$$k = \frac{1}{K} \qquad k = \frac{1}{-8.00} = -0.125\,\text{m}$$

到達完全調節眼的聚散度為：

$$L_{eye} = K + (-A)$$

$$L_{eye} = -8.00 + (-4.00) = -12.00\,\text{D}$$

因此，真實近點的位置為：

$$l = \frac{1}{L_{eye}} \qquad l = \frac{1}{-12.00} = -0.0833\,\text{m}$$

真實遠點位在眼睛前方 12.5 cm 處，真實近點位在眼睛前方 8.33 cm 處。

調節範圍

調節範圍就只是從真實遠點到真實近點的距離，在例題 13.3 是 4.17 cm。只要物體位在這兩點之間，就會有清楚的像成在視網膜上。

例題 13.4

一遠視眼，其眼鏡屈光 F_{sp} 在 12 mm 處為 +3.817 D，而且眼的調節幅度為 6.00 D。求真實遠點與真實近點的位置。

真實遠點的位置可由距離 k 求出。我們利用題目給的 F_{sp} 與頂點距離來求出眼屈光：

$$K = \frac{F_{sp}}{1 - (dF_{sp})}$$

$$K = \frac{+3.817}{1 - (0.012 \times +3.871)} = +4.00\,\text{D}$$

以及：

$$k = \frac{1}{K} \qquad k = \frac{1}{+4.00} = +0.25\,\text{m}$$

到達完全調節眼的聚散度為：

$$L_{eye} = K + (-A)$$

$$L_{eye} = +4.00 + (-6.00) = -2.00\,\text{D}$$

再一次，真實近點的位置可由下式求出：

$$l = \frac{1}{L_{eye}} \qquad l = \frac{1}{-2.00} = -0.50\,\text{m}$$

真實遠點位在眼睛後方 25 cm 處，真實近點位在眼睛前方 50 cm 處。

人造遠點

人造遠點 (Art$_{MR}$) 是矯正但無調節眼,其與黃斑部互為共軛的點。當討論人造遠點時,有兩個可能的臨床情況要說明。

1. 假如眼睛藉由眼鏡鏡片完全矯正,人造遠點會在無窮遠處。這是我們矯正病人的遠距視力時,希望達到的狀況。

2. 假如眼睛沒有完全矯正,人造遠點會在眼鏡鏡片前某處。最實際的例子是,因遠距視力模糊而做了矯正,但要閱讀時,要給病人的閱讀矯正再加上一個閱讀附加。

例題 13.5

給一屈光正常眼 +1.00 D 的閱讀附加。以這眼鏡來看,能有清楚視力的最遠點為何?

當戴上閱讀附加時,能有清楚視力的最遠點,即為閱讀附加的倒數。這也就是人造遠點的位置。+1.00 D 閱讀附加的人造遠點為 1 m;+2.00 D 閱讀附加的人造遠點為 0.50 m,以此類推。

例題 13.6

某人有 −10.00 D 近視,戴上 −8.00 D 鏡片閱讀。試問人造遠點的位置為何?

題目告訴我們,這位病人需要 −10.00 D 的鏡片以看遠。可是這位病人戴的是 −8.00 D 鏡片,尚缺 −2.00 D,因此遠處視力仍模糊。要記得很重要的一點,近距離的物體會產生負聚散度。將某個物體放在適當的位置,以製造欠缺的 −2.00 D,病人就可以看清楚這物體。要找出這適當的物距,簡單的利用下式:

$$l = \frac{1}{L}$$

此處 L 是「欠缺的聚散度」,而 l 為產生這「欠缺的聚散度」所需的物距。在這個例題,欠缺的聚散度為 −2.00 D。因此所需的物距 l 為:

$$l = \frac{1}{-2.00} = -0.50 \text{ m}$$

所以,假如一個物體放在鏡片前 50 cm,到達鏡片光的聚散度 L 是 −2.00 D。由於鏡片屈光力是 −8.00 D,離開鏡片的聚散度 L′ 是:

$$L' = L + F = -2.00 + (-8.00) = -10.00 \text{ D}$$

由於這眼睛需要 −10.00 D 的眼鏡矯正,所以若一個物體放在鏡片左方 50 cm 的距離 (亦即 −50 cm),就能有清楚的像成在視網膜上。

人造近點

人造近點 (Art$_{MP}$) 是矯正且完全調節的眼,其與黃斑部互為共軛的點 (圖 13.12)。要計算人造近點的位置,需要先知道完全調節眼處的聚散度 (L_2)。這可由下式求出:

$$L_2 = K + (-A)$$

這裡的 K 是眼屈光,A 是調節幅度。在計算人造近點的位置時,用後退的光線追跡法求 L_1'、L_1 以及 l_1。距離 l_1 給出人造近點的位置 Art$_{MP}$。一如先前:

$$l_1 = \frac{1}{L_1}$$

上式可求出人造近點與眼鏡鏡片之間的距離 (單位 m)。後退的光線追跡法在第 1 章討論

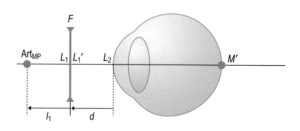

圖 13.12 人造近點 (完全調節眼):L_2 是完全調節眼處的聚散度:$L_2 = K + (-A)$ 且 $l_1 = 1/L_1$。

過。記住，眼屈光必須利用遠距的眼鏡矯正來求。

例題 13.7

用 14 mm 處 −4.00 D 鏡片矯正病人的遠距視力。調節幅度 A 是 8.00 D。求人造近點的位置。

首先利用遠距眼鏡矯正與頂點距離計算眼屈光：

$$K = \frac{F_{sp}}{1-(dF_{sp})}$$

$$K = \frac{-4.00}{1-(0.014 \times -4.00)} = -3.79\,\text{D}$$

完全調節眼處的聚散度 (L_2) 為：

$$L_2 = K + (-A)$$

$$L_2 = -3.79 + (-8.00) = -11.79\,\text{D}$$

現在用後退光線追跡求 L_1'、L_1 以及 l_1。和先前一樣，用兩欄來做計算。相關的聚散度示於圖 13.12。計算如下：

聚散度(D)　　　　距離(m)

$L_2 = -11.97\,\text{D}$ $\rightarrow$ $l_2 = \dfrac{n}{L_2}$

$l_2 = \dfrac{1}{-11.79} = -0.0848\,\text{m}$

$l_1' = l_2 + d$

$L_1' = \dfrac{n}{l_1'}$ $\leftarrow$ $l_1' = -0.0848 + 0.014$
$= -0.0708\,\text{m}$

$L_1' = \dfrac{1}{-0.0708} = -14.12\,\text{D}$

$L_1' = L_1 + F$

簡單移項之後：

$$L_1 = L_1' - F$$

$L_1 = -14.12 - (-4.00) = -10.12\,\text{D}$ $\rightarrow$ $l_1 = \dfrac{1}{L_1}$

$$l_1 = \frac{1}{-10.12} = -0.0988\,\text{m}$$

人造近點位在鏡片左方 9.88 cm 處。

例題 13.8

某人以 14 mm 處 +6.00 D 的鏡片矯正了遠距視力，又給了 +1.00 D 的附加以便閱讀。如果此人的調節力為 2.50 D，當戴上閱讀鏡片時，求近點的位置。

遠距矯正是 +6.00 D，閱讀附加為 +1.00 D，因此閱讀鏡片的屈光力為 +6.00 + (+1.00) = +7.00 D。

題目要我們求出戴上閱讀鏡片時的近點位置，也就是人造近點 Art_{MP}。

首先，我們用遠距矯正算出眼屈光：

$$K = \frac{F_{sp}}{1-(dF_{sp})}$$

$$K = \frac{+6.00}{1-(0.014 \times +6.00)} = +6.55\,\text{D}$$

完全調節眼處的聚散度 (L_2) 為：

$$L_2 = K + (-A)$$

$$L_2 = +6.55 + (-2.50) = +4.05\,\text{D}$$

現在用後退光線追跡求 L_1'、L_1 與 l_1。相關的聚散度示於圖 13.12。計算如下：

聚散度(D)　　　距離(m)

$L_2 = +4.05\,\text{D}$ $\rightarrow$ $l_2 = \dfrac{n}{L_2}$

$l_2 = \dfrac{1}{+4.05} = +0.247\,\text{m}$

$l_1' = l_2 + d$

$L_1' = \dfrac{n}{l_1'}$ $\leftarrow$ $l_1' = +0.247 + 0.014 = +0.261\,\text{m}$

$L_1' = \dfrac{1}{+0.261} = +3.83\,\text{D}$

$L_1' = L_1 + F$

移項變成：

$$L_1 = L_1' - F$$

$$L_1 = +3.83 - (+7.00) = -3.17\,D \qquad \rightarrow \qquad l_1 = \frac{1}{L_1}$$

$$l_1 = -\frac{1}{-3.17} = -0.316\,m$$

人造近點位於 +7.00 D 閱讀鏡片左方 31.6 cm 處。

清楚視力的範圍

清楚視力的範圍,是從**人造遠點到人造近點的距離**。也就是當戴上眼鏡時,可以看得多遠 (從遠到近)。

例題 13.9

某人以 10 mm 處 −8.00 D 的鏡片矯正了遠距視力。他有一個 +2.00 D 的閱讀附加,且調節幅度為 +1.50 D。假如此人運用了他調節幅度的 2/3,當戴上閱讀鏡時,其清楚視力的範圍為何?

清楚視力的範圍是從人造遠點到人造近點的距離。要知道 Art_{MR} 的位置,所要做的是取閱讀附加的倒數:

$$ART_{MR} = \frac{1}{Add} \qquad ART_{MR} = \frac{1}{2.00} = 0.50\,m$$

人造遠點在鏡片前方 50 cm(亦即 −50 cm)。下一步用遠距矯正與頂點距離來計算眼屈光:

$$K = \frac{F_{sp}}{1 - (dF_{sp})}$$

$$K = \frac{-8.00}{1 - (0.010 \times -8.00)} = -7.41\,D$$

此人運用了他調節幅度的 2/3,1.50 D 的 2/3 為 1.00 D,所以 A 的值為 1.00 D。調節眼處的聚散度 (L_2) 為:

$$L_2 = K + (-A)$$

$$L_2 = -7.41 + (-1.00) = -8.41\,D$$

我們現在用後退光線追跡求 L_1'、L_1 與 l_1。相關的聚散度同樣示於圖 13.12。

遠距矯正為 −8.00 D,閱讀附加為 +2.00 D,閱讀鏡的屈光力為 −8.00 + (+2.00) = −6.00 D。題目說此人戴閱讀鏡,因此在光線追跡時,$F = -6.00\,D$ 在 10 mm 處。光線追跡從 L_2 開始:

聚散度(D)   距離(m)

$$L_2 = -8.41\,D \qquad \rightarrow \qquad l_2 = \frac{n}{L_2}$$

$$l_2 = \frac{1}{-8.41} = -0.119\,m$$

$$l_1' = l_2 + d$$

$$L_1' = \frac{n}{l_1'} \qquad \leftarrow \qquad l_1' = -0.119 + 0.010 = -0.109\,m$$

$$L_1' = \frac{1}{-0.109} = -9.18\,D$$

如同以往:

$$L_1' = L_1 + F$$

移項後變成:

$$L_1 = L_1' - F$$

$$L_1 = -9.18 - (-6.00) = -3.18\,D \qquad \rightarrow \qquad l_1 = \frac{1}{L_1}$$

$$l_1 = \frac{1}{-3.18} = -0.314\,m$$

人造近點位於 −6.00 D 閱讀鏡的左方 31.4 公分處。當戴上閱讀鏡時,此人清楚視力的範圍從鏡片左方 50 cm 到鏡片左方 31.4 cm。Art_{MR} 與 Art_{MP} 之間的距離因此為 18.6 cm。

例題 13.10

一簡化眼的眼屈光為 −7.299 D,眼調節幅度為 1.50 D。求真實遠點與真實近點的位置。

同樣的眼睛,假設可以舒適的用 1.00 D 的調節看 12 mm 處閱讀鏡前方 35 cm 的物體。求在眼

處的聚散度、離開鏡片的聚散度、入射鏡片的聚散度，以及閱讀鏡的屈光力。

知道 k，就知道真實遠點的位置。題目已經了眼屈光，因此 k 為：

$$k = \frac{1}{K} \qquad k = \frac{1}{-7.299} = -0.137 \, \text{m}$$

要知道真實近點的位置，我們必須先求出調節眼處的聚散度 L_{eye}。如下式：

$$L_{\text{eye}} = K + (-A)$$

$$L_{\text{eye}} = -7.299 + (-1.50) = -8.799 \, \text{D}$$

真實近點的位置因此為：

$$l = \frac{1}{L_{\text{eye}}} \qquad l = \frac{1}{-8.799} = -0.114 \, \text{m}$$

因此真實遠點在眼睛前方 13.7 cm 處，而真實近點在眼睛前方 11.4 cm 處。

接下來看例題的第二部分，我們已知：

- 真正用到的調節幅度是 1.00 D。
- 物體在閱讀鏡前方 35 cm。
- 鏡片的頂點距離是 12 mm。

參考圖 13.12，要得出閱讀鏡的屈光力 F，我們需知道 L_1 和 L'_1。然後用下式求 F：

$$F = L'_1 - L_1$$

L_1 可以求出，因為物距 l_1 已給出 (−35 cm)。我們知道眼屈光與調節幅度，所以眼處的聚散度為：

$$L_2 = K + (-A)$$

從 L_2 我們後退找 L'_1 以及 F。先決定 L_1：

$$L_1 = \frac{n}{l_1}$$

$$L_1 = \frac{1}{-0.350} = -2.86 \, \text{D}$$

現在 $K = -7.299$ 與 $A = +1.00$，所以：

$$L_2 = K + (-A)$$

$$L_2 = -7.299 + (-1.00) = -8.299 \, \text{D}$$

我們現在可以用後退光線追跡求 L'_1。所需的聚散度示於圖 13.12。用兩欄計算如下：

聚散度(D)　　　　　距離(m)

$$L = -8.299 \, \text{D} \quad \rightarrow \quad l_2 = \frac{n}{L_2}$$

$$l_2 = \frac{1}{-8.299} = -0.120 \, \text{m}$$

$$l'_1 = l_2 + d$$

$$L'_1 = \frac{n}{l'_1} \quad \leftarrow \quad l'_1 = -0.120 + 0.012 = -0.108 \, \text{m}$$

$$L'_1 = \frac{1}{-0.108} = -9.259 \, \text{D}$$

現在：

$$F = L'_1 - L_1$$

$$F = -9.259 - (-2.86) = -6.399 \, \text{D}$$

閱讀鏡的屈光力在 12 mm 處為 −6.399 D。

眼鏡調節

在眼鏡鏡片的平面上所量到，為了抵消源自近距離物體的負聚散度所需的調節，稱為**眼鏡調節**。眼鏡調節的符號為 A_{spec}，簡單來說，它的值就是物聚散度 L_1，只是把正負號反過來。

眼調節

眼調節是在眼睛平面量到的，為了抵消源自近距離物體的負聚散度所需的調節。眼調節的符號為 A_{oc}，由下式給出：

$$A_{\text{oc}} = K - L_2$$

這裡的 K 是眼屈光，L_2 為從近物到達眼睛的聚散度。眼鏡調節與眼調節示於圖 13.13。

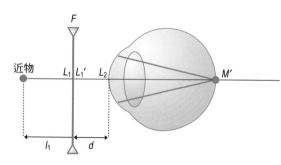

圖 13.13 眼鏡調節與眼調節：A_{spec} = 符號相反的 L_1。$A_{oc} = K - L_2$。

例題 13.11

一薄眼鏡鏡片，屈光力為 –6.00 D，頂點距離為 14 mm。一物置於其前方 1/3 m 處。試計算其眼鏡調節與眼調節。

眼鏡調節由近距離物體到眼鏡鏡片的聚散度求出。物距 l 是 1/3 m，所以：

$$L = \frac{1}{l} \qquad L = \frac{1}{-1/3} = -3.00 \text{ D}$$

從近距離物體到眼鏡鏡片的聚散度為 –3.00 D。眼鏡調節是抵消源自近距離物體的負聚散度所需的調節。在這個例題，眼鏡調節因此為 +3.00 D。眼調節的計算，要用到從物體到眼睛的順向光線追跡。我們需要先找出到達眼睛的聚散度 L_2，然後再和眼屈光做比較，兩者之差即為眼調節。

用兩欄做順向光線追跡，一欄為聚散度（屈光度），一欄為距離（公尺）。聚散度示如圖 13.13。

聚散度(D)　　　　　　　　距離(m)

$$L_1 = \frac{1}{l} \qquad\qquad \leftarrow \qquad l_1 = -1/3 \text{ m}$$

$$L = \frac{1}{-1/3} = -3.00 \text{ D}$$

$$L_1 = -3.00 \text{ D}$$

$$F_1 = -6.00 \text{ D}$$

$$L_1' = L_1 + F_1$$

$$L_1' = -3.00 + (-6.00) = -9.00 \text{ D} \rightarrow l_1' = \frac{n}{L_1'} = \frac{1}{-9.00}$$

$$= -0.1\dot{1}1 \text{ m}$$

$$l_2 = l_1' - d$$

$$L_2 = \frac{n}{l_2} = \frac{1}{-0.125} = -7.99 \text{ D} \leftarrow l_2 = -0.1\dot{1}1 - 0.014$$

$$= -0.125 \text{ m}$$

從近物到達眼睛的聚散度為 –7.99 D。我們現在把這個和眼屈光做比較，以得出眼調節。

用遠距的矯正和頂點距離：

$$K = \frac{F_{sp}}{1 - (dF_{sp})}$$

$$K = \frac{-6.00}{1 - (0.014 \times -6.00)} = -5.53 \text{ D}$$

接下來：

$$A_{oc} = K - L_2$$

$$A_{oc} = -5.53 - (-7.99) = +2.64 \text{ D}$$

基本上，當看近距離物體時，眼睛接收了比它所需更多的負聚散度（L_2 是眼睛接收的，K 是眼睛需要的）。眼睛因此需要調節，把 L_2 減到 K 的大小。

例題 13.12

一薄眼鏡鏡片，屈光力為 +6.00 D，頂點距離為 14 mm。一物置於其前方 1/3 m 處。試計算眼鏡調節與眼調節。

這個例子幾乎與例題 13.11 完全一樣，除了眼鏡鏡片是正的，而不是負的。眼鏡鏡片的屈光力不會影響眼鏡調節，因為我們在乎的是到達鏡片的聚散度，不是鏡片之後的聚散度。如同先前，眼鏡調節由近距離物體到眼鏡鏡片的聚散度求出。物距 l 是 –1/3 m，所以：

$$L = \frac{1}{l} \quad L = \frac{1}{-1/3} = -3.00 \text{ D}$$

從近距離物體到眼鏡鏡片的聚散度為 –3.00 D，而眼鏡調節是抵消源自近距離物體的

負聚散度所需的調節。在此例題與例題 13.11 中，眼鏡調節為 +3.00 D。

眼調節的計算要用到從物體到眼睛的順向光線追跡。我們需找出到達眼睛的聚散度 L_2，然後再和眼屈光做比較，兩者之差即為眼調節。一樣用兩欄做順向光線追跡，一欄聚散（屈光度），一欄距離（公尺）。聚散度示於圖 13.13。

聚散度(D)　　　　　　　　　距離(m)

$$L_1 = \frac{1}{l} \qquad \leftarrow \qquad l_1 = -1/3\,\mathrm{m}$$

$$L_1 = \frac{1}{-1/3} = -3.00\,\mathrm{D}$$

$$L_1 = -3.00\,\mathrm{D}$$

$$F_1 = +6.00\,\mathrm{D}$$

$$L_1' = L_1 + F_1$$

$$L_1' = -3.00 + (+6.00) = +3.00\,\mathrm{D} \;\rightarrow\; l_1' = \frac{n}{L_1'} = \frac{1}{+3.00}$$
$$= +0.333\,\mathrm{m}$$
$$l_2 = l_1' - d$$
$$\leftarrow l_2 = +0.333 - 0.014$$
$$= +0.319\,\mathrm{m}$$

$$L_2 = \frac{n}{l_2} = \frac{1}{+0.319} = +3.13\,\mathrm{D}$$

從近物到達眼睛的聚散為 +3.13 D。我們現在把這個和眼屈光做比較以得出眼調節。利用遠距的矯正和頂點距離：

$$K = \frac{F_{\mathrm{sp}}}{1 - (dF_{\mathrm{sp}})}$$

$$K = \frac{+6.00}{1 - (0.014 \times +6.00)} = +6.55\,\mathrm{D}$$

很明顯，這一次眼睛接收到的不夠！

$$A_{\mathrm{oc}} = K - L_2$$

$$A_{\mathrm{oc}} = +6.55 - (+3.13) = +3.42\,\mathrm{D}$$

在這個例題，遠視眼看近距離物體時，眼睛沒有收到足夠的正聚散度（L_2 是它接收的，K

則是它需要的）。眼睛因此需要調節，把 L_2 增加到 K 的大小。

這時來計算屈光正常眼看同樣的物需要調節多少，應該很有趣。屈光正常眼當然不需要眼鏡，但物的位置要和前兩個例題相同。這屈光正常眼的物距，因此是前兩個例題的物距加上頂點距離。亦即，l 是 1/3 m + 0.014 = −0.347m。

$$L = \frac{1}{l}$$

$$L = \frac{1}{-0.347} = -2.88\,\mathrm{D}$$

由於屈光正常眼的眼屈光為零，屈光正常眼必須調節以抵消上面的負聚散度。眼調節 A_{oc} 因此是 +2.88 D。

眼調節：屈光正常眼與屈光不正眼

從上面眼調節的計算中，顯示了當看同樣的近距離物體時，近視者的調節比屈光正常者少，而遠視者的調節比屈光正常者多。所以遠視者比近視者更早需要閱讀附加。

景深

景深可以定義為「物體在光學系統的軸上可以移動的距離，而且不會造成它的像偏離正確像平面之可容忍範圍」。假如一個光學系統沒有任何景深，物體若沒有剛好位在正確的物平面上，則此物體的像就不會落在系統的像平面上，因此產生失焦。就眼睛而言，這意謂若物體不是位在遠點、近點或這兩點間的區域，它的像就會模糊。景深的實際好處是眼睛不必為了物距的小改變，而調整它的對焦，譬如讀一本書，同一頁裡的不同部分與眼睛的距離差異不會超過幾公分。景深的大小隨瞳孔直徑、視力、對比度與物距而定。

景深對老視前期的病人是沒多大關係的，

因為調節幅度通常足夠應付任何視網膜像的模糊問題。但是，景深對老視的病人就很有用處。前面討論過，眼的調節幅度隨年紀增加而逐漸減少。嘗試要量 55 歲以上病人的調節幅度，真的都沒有什麼結果，所以實際上很少人去做。調節幅度隨年紀減少的現象，一直持續到 55 歲左右，之後剩下的就只有景深了。景深還會因老化而增加的縮瞳 (瞳孔直徑減少) 現象，而變得較長。年齡在 42 歲與 60 歲之間的人，他們臨床的調節幅度有 1.75 D，事實上是來自景深與對模糊的耐受度。因為這個原因，景深又被稱做「偽裝的調節幅度」。

第 13 章結語

篇幅很長的這一章包括了：

- 調節的目的與功能
- 與調節有關的定義
- 參與調節或調節理論的解剖學組成
- 調節幅度的臨床量測
- 老視與近附加
- 遠視與調節
- 真實遠點
- 真實近點
- 人造遠點
- 人造近點
- 眼鏡調節
- 眼調節
- 調節相關的計算

參考文獻

Drexler W, Findl O, Schmetterer L, Hirzenberger C K, Fercher A F (1998) Eye elongation during accommodation in humans – Differences between emmetropes and myopes. *Investigative Ophthalmology and Visual Science* **39**:2140–7.

He J C, Gwiazda J, Thorn F, Held R, Huang W (2003) Change in shape and corneal wavefront aberrations with accommodation. *Journal of Vision* **3**:456–63.

Fincham E F (1937) The mechanism of accommodation. *British Journal of Ophthalmology* **21**(suppl VIII):1–80.

Pierscionek B K (2005) Accommodation revisited. *Points de Vue* **52**:20–6.

Pierscionek B K, Popiolek-Masajada A, Kasprzak H (2001) Corneal shape change during accommodation. *Eye* **15**:766–9.

Tunnacliffe A H (1993) *Introduction to Visual Optics*. Association of the British Dispensing Opticians, London: Chapter 4.

進階閱讀

Elliot D (2003) *Clinical Procedures in Primary Eye Care*. Oxford: Butterworth-Heinemann.

Bailey I L, Lovie J E (1980) The design and use of a new near vision chart. *American Journal of Optometry and Physiological Optics* **57**:378–87.

Evans B J W, Wilkins A J (2001) A new near vision test card. *Optometry Today* December 15.

Rabbetts R B B (1998) *Bennett and Rabbetts' Clinical Visual Optics*. Oxford: Butterworth Heinemann.

Tunnacliffe A H (1993) *Introduction to Visual Optics*. London: Association of the British Dispensing Opticians.

Wolffsohn J S, Cochrane A L (2000) The practical near acuity chart and prediction of visual disability at near *Ophthalmic and Physiological Optics* **20**(2):90–7.

Zadnik K (1997) *The Ocular Examination – Measurements and findings*. Philadelphia: Saunders.

近附加的測定

簡介

一旦我們完成了遠距視力矯正，就可以將注意轉到近距離視力上。臨床上，一般病人可以分成三種：

1. 老視前期者
2. 早期老視者
3. 晚期老視者

老視前期(Pre-presbyopia)

這一類病人有足夠的調節力，能滿意的做到近距離對焦。對這一類病人，可以測量調節幅度並比較兩眼的值，如果兩眼有顯著的差異，表示可能有病變。如果看近的眼動平衡(ocular motor balance, OMB)受到適當補償，就沒有額外矯正近距離視力的必要。檢測這一類病人的調節時，要留意會聚、OMB，以及試鏡架的光學中心等，都要維持在原來的距離設定。

早期老視(Early presbyopia)

早期老視的病人，若沒有矯正的輔助，已不再有足夠的調節力滿足近距離視力的需要。開始老視的年紀，隨工作的視力需求程度與所需的注視距離而定，亦即如果字體大又粗，而你每天看的時間也很短，就不會太早需要閱讀眼鏡。再者，150公分高的人可能比190公分高的人早幾年需要閱讀附加，因為後者一般手臂較長，容許較長的工作距離。中高度近視的人時常透過眼鏡的下端斜著看

事物，這在流行深鏡架時比較容易辦到，而且可以把近距離矯正的需要延後幾年。但是，那些患有輕度近視、但又習慣不戴眼鏡閱讀的人，可能弱化了他們的調節，因此需要早一點做近距離矯正。大部分這一類病人的年紀在40歲至55歲之間，但也可遇到一些調節張力異常低的年輕病人。

早期老視者所需的近附加，依他們的工作距離，以及仍可利用的調節而定，所以測量調節幅度仍然有用處。但是在驗光實務上，很少人去測量已有閱讀附加病人的調節幅度，除非有其他的臨床徵兆，例如懷疑第三神經有問題。可以這樣想，早期老視的病人是初次要有閱讀附加處方的病人；而已經有閱讀附加的病人，就可以當成晚期老視者來處理。

晚期老視(Late presbyopia)

晚期老視的病人已經沒有殘留的調節能力了，所以他們的閱讀附加主要由所需的工作距離來決定。由於仍然有景深，因此瞳孔直徑小的人所需的閱讀附加，會比瞳孔大的人要小。由於工作距離較長，個子高的人一般需要較小的閱讀附加。但是，分辨精密細微的能力，尤其在低對比的情況下，會隨著年齡與眼睛疾病而降低。有眼睛疾病的病人，例如患有與年齡相關的黃斑部病變，可能需要較大的附加以增加放大率，雖然如此一來，工作距離減少且焦深也變小。嘗試測

量55歲以上病人的調節幅度是得不到結果的,所以很少有人這麼做。一般調節幅度隨年紀減少到55歲左右,那時全部剩下的只有景深。景深還會因老化而增加的縮瞳現象而變得較長。即使是無症狀的病人,量到的調節幅度也有可觀的個人差異。調節能力降低與下列因素有關:

- 潛在或不完全矯正的遠視。
- 健康狀況不良(如格瑞夫茲氏病、酒精中毒)、藥物治療(如治療氣喘、抗憂鬱藥)或藥物濫用。
- 歇斯底里症與緊張,通常與交感神經系統過度刺激有關。父母最近離異的兒童,或是要進入新學校的人,容易罹患這些症狀。
- 12歲至14歲左右的學生(通常是女性),可能經歷一種暫時性調節麻痺,雖然過一小段時間就會自然痊癒,但在那段時間可能有需要幫助閱讀。

- 眼睛的疾病(如青光眼、虹膜睫狀體炎、愛迪氏瞳孔[Adie's pupil])。
- 近視的人時常不戴眼鏡閱讀,調節因不用而弱化。他們的瞳孔也較大,減少了焦深。
- 住在陽光充足地區的人來到英國時,看近物時常要費力。這可能與光譜藍光那一端的光度較低有關。開始老視的年齡也與周圍的溫度有關聯(Weale 1981)。

由於增強的焦深,高於預期的調節幅度可以在一些年長的,或是瞳孔小的病人身上觀察到。例子包括:

- 使用毛果芸香鹼眼滴的病人會有小瞳孔與睫狀肌痙攣。
- 由於對調節與會聚的過度需求,一些年長病人(多數是女性)會發生調節反射痙攣。通常需要用睫狀肌麻痺來排除近視的可能性。

本章內容

- 近距離視力功能的測量
- 閱讀附加的測定
- VDU 使用者

近距離視力功能的測量

動態視網膜鏡檢查法

第8章(討論靜態視網膜鏡檢查法)著重調節的預防。相反的,在**動態**視網膜鏡檢查期間,是讓病人對焦在習慣工作距離的目標物上,促使病人調節。目標物可以是字母或一些點的排列,可以固定在視網膜鏡視孔的下方或是與視網膜鏡分開。假如距離的設定都是對的,理論上我們在習慣的工作距離應可看到反

轉,或其實在任何其他的距離也可以。可是實際上,通常是看到了稱為「動態」或「調節遲滯」的「隨同」移動。在一般病人,這介於 0.25 DS 至 1.00 DS 之間。它可以用下面任何一個方法量測,這些方法都不需考慮工作距離容差:

1. 假如使用一個分開的目標物,將它保持在固定的距離。增加視網膜鏡的工作距離直到發生「反轉」。以尺測量視網膜鏡與目標物之間的距離,並轉換成屈光度。
2. 較常用的測量法,是增加病人眼前的正球面屈光直到反轉。最方便的做法是使用雙眼鏡片架,可以快速測量並比較兩眼的差異。達到反轉所需增加的最小正球面屈光稱為「低消解」。
3. 假如我們繼續增加正屈光,通常還是能看到

反轉，想必是因為存在一些負相對調節。在30歲以下病人，這樣的增加會持續直到約+1.50 DS，年長病人則要小許多，此時就會看到「逆向」移動的反射光（「高消解」）。

　　對老視前期的病人，過多的調節遲滯表示有未矯正的遠視或是調節張力差。調節遲滯小顯示病人有一些額外的神經支配，正在壓制外隱斜視，因此誘發了比平常更多的調節。老視的病人應戴著遠距的矯正，再加上估計的近附加來進行測試。晚期老視的病人可能需要將估計的附加再加上高消解，但早期老視的病人可能需要少個 0.50 D。不論是哪一種情況，如果能夠施作的話，進行主觀確認是明智的做法。

調節幅度

　　在臨床環境下，能夠準確測量調節的方法究竟是哪種，在曾撰寫這類主題的專家間並未有共識。雖然透過練習，動態視網膜鏡檢查法可以客觀測量病人的調節能力，但大部分人仍從許多種的 Donders「上推」方法中，選擇其中一種來用。但問題是，大部分人對這到底是什麼方法卻莫衷一是。開始之初，我們需考慮目標物字體的大小，較大的字體，焦深也較大。嚴格說來，調節是在近的工作距離保持一定解析辨認的能力，所以使用的目標物字體大小應與遠距視力的等同值相當。一些專家建議使用 N5 字體的段落，因為等同遠距視力的 6/9。即使測量的參考點也有些爭議，我們應該用眼鏡的平面，還是鼻樑，或是眼外角？每一處都有它的擁護者。還有另外令人左右為難的狀況，是應該採用「上推」的方法，還是該用「推上再拉下」的方法，這在後續會討論。當使用 RAF 尺（見 13 章）來量調節幅度時，適當且實際的方法如下面所述：

1. 目標物應使用在尺遠端的滑動卡上，所能看清楚的最小字體。若使用 budgie 字板或其他

分開的字卡，則是一個手臂距離能看清楚的最小字體。
2. 將目標物沿著尺慢慢推向病人，讓眼睛稍微下壓，直到字體變模糊時停止（「上推」）。
3. 這個時候，詢問病人是否能夠再度看清楚目標物。如果能，慢慢將目標物推向病人，直到病人不再能清楚的對焦。調節可從尺上的適當刻度讀出，或量眼鏡平面到目標物的距離，然後轉換成屈光度。
4. 慢慢將目標物推離病人，直到病人又可以看清楚字體，記下這個距離（「拉回」值）。
5. 調節幅度為「上推」與「拉回」值的平均。

　　一般是使用 RAF 尺，雖然 budgie 字板與捲尺也能令人滿意。調節應該要雙眼的與單眼的都量，因為單眼測量可以篩檢出第三神經異常。有些人建議每種測量重複做三遍，以評估疲勞的影響。這種做法在某些臨床情況或許有價值，譬如兒科領域，但在例常屈光實務就鮮有建設性的效果。

閱讀附加的測定

　　開閱讀附加的處方有兩個階段。首先從病人的年齡、調節和現有的矯正等方面來估計一個附加的值。接著用主觀法進一步確化，同時也考慮個別病人職業上與生活型態上的需求。

估計近附加

　　一特定病人的「附加」依其所需的工作距離，以及可利用的調節幅度而定，可以由下面這方程式來估計：

$$Add = |L| - 2/3Amp$$

這已經在第 13 章解釋過。另外，表 14.1 也可以用來估計所需的閱讀附加。

　　所需的近距離矯正依剩餘的調節幅度與

表 14.1　為不同工作距離與調節幅度所估計的附加

幅度 (D)	年齡 (歲)	工作距離 (cm)						
		25	30	35	40	45	50	55
		估計的附加 (D)						
5.00	40	0.75	0.00	0.00	0.00	0.00	0.00	0.00
3.00	45	2.00	1.25	1.00	0.50	0.25	0.00	0.00
2.00	50	2.75	2.00	1.50	1.25	1.00	0.75	0.50
1.50	55	3.00	2.25	2.00	1.50	1.25	1.00	0.75
1.00	60	3.25	2.75	2.25	1.75	1.50	1.25	1.00
0.75	65	3.50	2.75	2.50	2.00	1.75	1.50	1.25
0.50	70	3.75	3.00	2.50	2.25	2.00	1.75	1.50

採自 Tunnacliffe(1993)。

病人習慣的工作距離而定。對早期老視的病人，這兩個因素都需要考慮。Bennett 與 Francis(1962) 建議保留調節幅度的三分之一做預備用。但 Millodot 和 Millodot(1989) 發現，這雖然很適合早期老視的病人，然而對 52 歲以上的女性和 63 歲以上的男性，能夠保留二分之一的調節幅度會更合適。在例常實務上，多數從業者會以病人的舊閱讀矯正做為起始點。一般而言，要避免減少屈光力 (連帶的放大率)，除非病人有其他的問題。同樣的，一次增加太多時，也會常常伴隨適應的問題。近附加愈大，焦深愈短，而且在漸進式屈光力的多焦鏡片，漸進特性與近距離視野也會受到影響。在過去，若開出漸進式多焦鏡片的處方，只增加 +0.25 DS 到附加裡的做法，是多餘又無益的。

減少調節刺激對視動平衡的影響也應該要考慮，因為時常會聽到這樣的語句「這新眼鏡會拉我的眼睛」。此外，易於外隱斜視補償不全的病人也要小心觀察。給兩眼不同的附加通常不是好主意，除非有很明顯的理由要這麼做，例如影響了睫狀肌張力的單側病理狀態。假如沒有好的理由，卻發現兩眼需要不等的附加，表示遠距球屈光的平衡有誤。這在開立不等附加的處方前，應該要先檢驗。不同的附加很少有好效果，尤其是要開出漸進式多焦鏡片的處方時。那些瞳孔不等的晚期老視病人，兩眼似乎需要不同的閱讀附加，因為瞳孔較小的一眼，焦深較長。同時瞳孔小的眼對失焦也有較大的耐受性，因此為瞳孔較大的眼開立所需的附加處方，通常效果很好。它的附加一般也都比另一眼所需的閱讀附加來得大。

細化近附加的方法

既然在調節幅度的測量上缺乏共識，那從業者有許多的方法來細化近附加也就不足為奇。不論哪一種方法，目的都是要取得能讓病人在習慣的所有工作距離，都有清楚舒適視力的附加。假如開立的處方正屈光太少，病人如果有調節能力的話就一定得調節，無法調節的話，就得忍受模糊。如果開立了太多正屈光，焦深與視動平衡又會受到影響。如果所有的病人對模糊、焦深以及改變的耐受度都相同的話，這些事情就簡單多了。所有的近距離視力測試，應在確定了遠距矯正，以及試鏡架調整到正確的近距離 (病人需要的工作距離) 瞳孔間距後才能施作。第一件差事是利用上面給

的方程式來估計附加，或是引用表 14.1 裡面的值。接著是細化附加的屈光力，有許多不同的方法可以利用達成這點。下面討論幾種常見的方法。合宜的近距離測試圖已在第 13 章討論。

清楚視力的範圍

此範圍定義為人造遠點與人造近點之間的距離 (見第 13 章)。清楚視力的範圍應涵蓋一個人最常用的閱讀距離，而且對多數病人來說，清楚視力範圍大這點很重要。這一點應該要隨時確認、測量與記錄。無法接受閱讀眼鏡的情況，多半是附加屈光力太大的結果，使得清楚視力的範圍減少。為了滿足職業、職務上的要求而配眼鏡時，常常需要修正給定的附加，以增加或減少工作距離。有註冊的驗光師或配鏡師能做得到這點，而無資格的販售者卻無法做到。

工作或是休閒的因素可能也需要考慮，例如病人需要能夠看清楚電腦螢幕，也要能夠看清楚紙上的文字。又或者，病人在休閒時間做縮小模型時，會需要比平常還要短的工作距離，以及一些基底向內 (base-in) 稜鏡的矯正。在某些情況下，不可能用單獨一個近附加來滿足病人的所有需求，因此需要另外的眼鏡來涵蓋部分的範圍。又或者，可能需要像漸進式屈光力多焦鏡片、加強的閱讀鏡片，或工作上的漸進式多焦鏡片等這一類鏡片。

試驗鏡片

把估計的閱讀附加放進試鏡架後，讓病人在想要的閱讀距離看閱讀卡。然後，雙眼性的增加正或負 0.25 D 的球面屈光，直到視力不再改進。在這時候，額外的正屈光將擾亂調節／會聚的關聯性，而額外的負屈光需要額外的調節力。

近距離雙色測試

把估計的閱讀附加放進試鏡架後，讓病人手握近距離雙色測試計 (通常是兩個顏色背景的黑點或黑環圖案)，請病人敘述紅色與綠色背景下的黑色目標物，哪一個比較暗？還是一樣暗？假如是紅色背景下的目標物較暗 (清楚)，就要減少估計近附加的值。如果是綠色背景下的黑點較清楚，則要增加估計近附加的值。通常調整附加使得綠色背景下的目標物看的較清楚，或是「紅的等於綠的」。從這個點，如果將目標物移離病人，紅色背景下的目標物會變得清楚。可以移近再移遠來檢驗這個範圍。

如果調節發揮了作用，聚焦在視網膜上的波長會往光譜的藍光端偏移。假如雙色近距離視力測試的結束點是紅色與綠色均等，則基於這點所開立的閱讀附加處方，理論上會多了 0.25 D 或 0.50 D 的屈光度。要克服這個問題，有人建議使用黃光與藍光濾光片，與一般紅、綠濾光片相較，這可以偏移測試的中間點 0.25 D。但實務上，傳統的紅綠雙色測試對老視病人來說，是絕佳的測試方法。年老造成的晶狀體黃化，會產生偏紅效應，使得正球面屈光的結果被低估，但這點在許多情況下也不見得是壞事。使用正、負球面鏡與近距離測試圖，通常都能得到最後的結果。

近距離十字圓柱

一 個 ±0.25 D 十 字 圓 柱 (+0.25 DS / −0.50 DC) 以負圓柱軸 90° 角置於兩隻眼前。鏡片的兩個主屈力為 +0.25 D 沿著 90 與 −0.25 D 沿著 180。病人注視一個放在習慣工作距離的格柵或十字目標物 (圖 14.2)，其方位與十字圓柱的主經線對齊。調整附加，使得目標物的垂直線與水平線有一樣的清晰度。當垂直線與水平線的清晰度一樣時，最小混淆盤 (DLC) 成在病人

的視網膜上，水平線在視網膜前 0.25 D，垂直線在視網膜後 0.25 D(圖 14.3)。假如病人覺得水平線較清晰，為兩隻眼睛增加正屈光，每次 0.25 D。如果是垂直線較清晰，則增加負屈光，也是雙眼，每次 0.25 D。這個方法經常與手動或自動屈光計一起使用，但試鏡架的效果也很好。作者有一對 +0.25 DS / −0.50 DC 鏡片，加了邊以配合試鏡架，經常利用這個方法來細化近附加。先讓病人在沒有十字圓柱的情況下看目標物，接著再放入十字圓柱，在病人還沒時間調整其調節的狀況下，立刻問目標物的什麼線較清楚。這樣的測試通常在雙眼的條件下做。

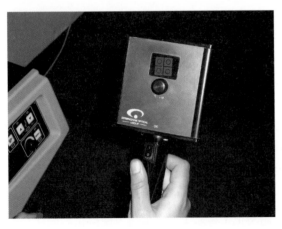

圖 14.1 Freeman–Archer 近距離視力的雙色測試計。

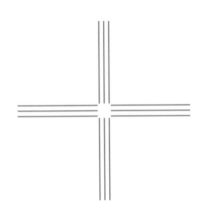

圖 14.2 近附加的測定：十字圓柱法使用的目標物。

進一步的考慮

有一點要記住的是，有些病人的散光並不是在所有的注視距離都一樣。屈光力與軸都因晶狀體的不規則性而改變，當瞳孔收縮或眼睛為了近看而轉動，這改變就顯現出來。在一般情況下，除非是高度散光，否則這些差異不會帶來什麼影響。也應該要記得，雙眼屈光得到的圓柱軸不一定與單眼的相同。如果圓柱屈光度數不輕，而且做的是單眼屈光，那麼在做雙眼平衡時，檢驗一下圓柱軸是很適當的。

對高屈光力球面鏡，鏡片的型式會影響其看近的效果。若此類鏡片做成一般矯正眼鏡的曲面型式，其有效屈光力會比在試鏡架裡少 0.50 D。有些製造商的技術手冊裡，包含了一些針對**近距離視力效能誤差**的修正參數表，可以做為最後開立處方的參考。

除了閱讀附加的值、近距離視力與測試距離等數據，驗光師也應將以下資訊登記在病人的紀錄卡裡：

- 對特定差事所需的工作距離。
- 人造近點的位置。
- 人造遠點的位置。
- 閱讀矯正鏡片產生的清楚視力範圍。

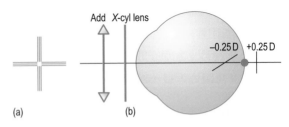

圖 14.3 有近距離的十字圓柱鏡片與正確的閱讀附加時，焦線的位置。水平焦線離視網膜 −0.25 D，垂直焦線離視網膜 +0.25 D。最小混淆盤成在視網膜上。假如增加近附加 (更多的正)，垂直線應更清晰。如果減少近附加 (更多的負)，水平線應更清晰。(a) 目標物的垂直線與水平線清晰度相同；(b) 隨著最佳視力球屈光的放入，最小混淆盤將成在視網膜上。

VDU 使用者

　　「視覺顯示單位」(visual display unit, VDU) 是相當古老的用詞，仍廣泛用來描述電腦或電子顯示屏，這些現在已成為大部分人視覺環境裡的主要部分。

　　英國驗光師協會對 VDU 使用者的視覺標準，發布了一些建議如下：

- 在 2/3 m 至 1/3 m 的距離，能夠讀 N6 字體。
- 單眼視力或好的雙眼視力：近距離隱斜視垂直方向超過二分之一稜鏡屈光度 (Δ)，或在**指定的工作距離**有 2 Δ 的內隱斜視與 8 Δ 的外隱斜視是不適當的，並且應予以矯正，**除非有適當的補償**或深沉的抑制。
- 主導的眼沒有中央 (20°) 視野缺損。
- 近點會聚正常。
- 以檢眼鏡或裂隙燈檢驗，有清澈的眼介質。

　　上面建議的目的，是希望能提升操作者的舒適，以至效率，但沒達到這些標準也不表示就不能使用 VDU 來工作。當測試 VDU 使用者，需要用點一般常識。對隱斜視的建議，不適用於 Maddox 桿或 Maddox 翼的結果，因為多數人都不合格。測量 VDU 使用者的隱斜視時，應使用稜鏡柱遮蔽測試。為 VDU 使用者開立處方時，要知道雙焦或三焦鏡片很少有好效果。近代的漸進式屈光力多焦鏡片、加強的閱讀鏡片，或工作上的漸進式多焦鏡片效果則較好，雖然在一些情況需要的是單一的視力矯正，特別是因雙眼疲勞而需稜鏡矯正時。

第 14 章結語

　　實務上，沒有一個方法能適用於所有的病人和所有的診間。結合上面的方法，同時考慮病人的需求，是最佳的策略，所以熟悉這些不同的方法是有回報的，讓你可以有彈性的做法。由於多數的抱怨，源自於所需工作距離的閱讀附加屈光力太強，所以與病人討論近距離視力的需求時，要特別小心留意。問的問題要適當，也要清楚易懂，然後仔細聽病人的回答。要隨時驗證開立的閱讀附加所得到的清楚視力範圍，並在病人資料表裡小心記錄所有的距離。

參考文獻

Bennett A G, Francis J L (1962) Ametropia and its correction. In: Davson H (ed.), *The Eye*, Vol IV. Academic Press, New York: 131–80.

Millodot M, Millodot S (1989) Presbyopia correction and the accommodation in reserve. *Ophthalmic and Physiological Optics* **9**:126–32.

Weale R A (1981) Human ocular ageing and ambient temperature. *British Journal of Ophthalmology* **65**:869–70.

進階閱讀

Elliott D B (2003) *Clinical Procedures in Primary Eye Care*. Butterworth-Heinemann, Oxford.

Rabbetts R B (1998) *Bennett and Rabbetts' Clinical Visual Optics*. Butterworth-Heinemann, Oxford.

Tunnacliffe A H (1993) *Introduction to Visual Optics*. Association of the British Dispensing Opticians, London.

會聚

簡介

這相對較短與簡單的一章，討論了會聚這個主題。基本上，本章有幾個實用的例題，讀者應嘗試了解與領悟。過去，有些學生覺得這個主題是個挑戰。然而，關鍵在於你是否能夠對正在發生的事，畫出準確的圖來說明，並且能夠應用簡單的光學原理與三角幾何。

本章內容

- 會聚的定義
- 會聚：屈光正常 vs. 矯正的屈光不正

會聚的定義

　　會聚的定義是「眼睛為了要注視中線上的一點，必須從原來的位置做的轉動」。示如圖15.1。

　　會聚與調節之間有重要的關係，這關係有時候還很微妙。雙眼視力正常的人，會聚與調節的量應是相等的。要記住，會聚「驅動」調節。有一些雙眼視力的問題，是由於過度的調節造成了過度的會聚，也有一些雙眼視力的問題是由於會聚不足。會聚可以表示為度、稜鏡屈光度或公尺角 (meter angle)。

　　以眼鏡鏡片矯正遠距視力的近視病人，由於其負鏡片「基底向內」(base-in) 的稜鏡效應，他們為了看近所需的會聚，較屈光正常的人少。另一方面，以眼鏡鏡片矯正遠視的病人，其為

遠距視力而對心的正鏡片，由於「基底向外」(base-out) 的稜鏡效應，他們為了看近所需的會聚，較屈光正常的人多。這上面關於正、負眼鏡鏡片與會聚的敘述很重要，下面用一些例子的計算來解說。

例題 15.1

一位病人用頂點距離 14 mm 的一對 −8.00 D 鏡片矯正近視，鏡片對心以求遠距視力。瞳孔間距是 66 mm，眼睛轉動中心距眼鏡平面 27 mm。一物置於中線上，距離眼鏡平面 1/3 m。

　　我們要計算這位病人為了能看近物而需要的會聚。

　　要做這個計算，參考圖 15.2 很重要。圖15.2 顯示了下面這些事情：

- 負鏡片與眼睛的距離為 s。這距離是從鏡片的後頂點到眼睛的轉動中心 R，稱為**合配距離** (fitting distance)。不要把這與頂點距離弄混了，頂點距離是從眼鏡鏡片的後頂點到角膜頂點的距離。

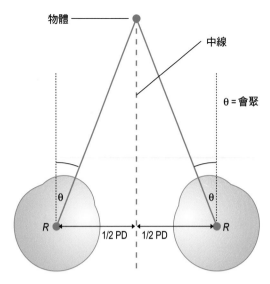

圖 15.1 圖示兩眼會聚看位於中線上的近物。

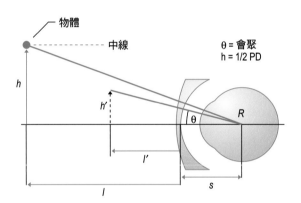

圖 15.2 以眼鏡鏡片矯正近視者的會聚。

- 物置於中線上,中線是中分臉部的一條線。從通過眼睛轉動中心的主軸到中線的距離,取為物的大小 h。

- 圖 15.2 裡,h 等於瞳孔間距的一半 (1/2 PD),離鏡片 l 的距離。

- 物體由負透鏡所成的像,是直立縮小的虛像。這樣的像,標示為 h',也顯示在圖 15.2 裡。像的正確位置很重要,因為所需的會聚與這息息相關。像 h' 形成在鏡片前 l' 處。

- 當眼睛轉動來看近物時,它並非會聚到直接看到物,而是會聚到像。通過眼睛轉動中心

的主軸與像頂端的夾角為 θ。這個角代表要看鏡片生成的像所需的轉動或會聚,因此我們就是要計算這個 θ 角。

從圖 15.2:

$$\tan\theta = \frac{h'}{l'+s}$$

注意:計算角 θ 時,要忽略 l' 的負號。
我們需要先求出 h' 與 l'。l' 的計算可以利用:

$$L' = L + F$$

並且:

$$l' = \frac{1}{L'}$$

利用相似三角形求 h':

$$\frac{h'}{h} = \frac{l'}{l}$$

寫成:

$$h' = h \times \frac{l'}{l}$$

現在將題目給的值代入上式。這些值包括:

- $F = -8.00\,\mathrm{D}$
- 瞳孔間距 66 mm,所以 1/2 PD 或者是 $h = 33\,\mathrm{mm}$
- $s = 27\,\mathrm{mm}$
- $l = $ 距離眼鏡平面 $-1/3$ m

$$L = \frac{1}{l} \quad L = \frac{1}{-1/3} = -3.00\,\mathrm{D}$$

$$L' = L + F \quad L' = -3.00 + (-8.00) = -11.00\,\mathrm{D}$$

$$l' = \frac{1}{L'} \quad l' = \frac{1}{-11.00} = -0.091\,\mathrm{m}$$

153

$$h' = h \times \frac{l'}{l} \quad h' = 0.033 \times \frac{-0.091}{-1/3} = +0.009 \text{ m}$$

上面方程式的值都是公尺。最後：

$$\tan\theta = \frac{h'}{l'+s}$$

$$\tan\theta = \frac{+0.009}{|0.091|+0.027} = 0.0763$$

上面方程式的值都是公尺。為了得出正的角，略去 l' 的負號。

$$\theta = \tan^{-1}(0.0763) = 4.36°$$

要看鏡片前 1/3 m 處的近物所需的轉動或會聚因此為 4.36°。

會聚可以表示為稜鏡屈光度。稜鏡屈光度由下式給出：

$$p = 100\tan\theta$$

在這個例題即為：

$$p = 100\tan 4.36 = 7.63\Delta$$

例題 15.2

重複例題 15.1，用 +8.00D 鏡片取代 −8.00D 鏡片。其它參數維持不變。圖 15.3 為其示意圖。計算的基本原理與負鏡片的相同。圖 15.3 顯示了：

- 這正鏡片距眼睛 s 的距離。這距離從鏡片的後頂點到眼睛的轉動中心 R，稱為合配距離。同樣的，不要把這與頂點距離弄混了。
- 一物置於中線上，中線是中分臉部的一條線。從通過眼睛轉動中心的主軸到中線的距離，取為物的大小 h。
- 圖 15.3 裡，h 等於瞳孔間距的一半 (1/2 PD)，離鏡片 l 的距離。
- 物體由正透鏡所成的像是倒立的實像。圖

15.3 裡顯示一個這樣的像 h'。和負鏡片一樣，像的正確位置對計算會聚很重要。像 h' 形成在距離鏡片 l' 處。

- 當眼睛轉動來看近物，它並非會聚到直接看到物，而是會聚到像。通過眼睛轉動中心的主軸與像頂端的夾角為 θ。這個角代表要看鏡片生成的像所需的轉動或會聚。同樣的，我們就是要計算這個 θ 角。

計算的過程基本上與例題 15.1 相同。從圖 15.3：

$$\tan\theta = \frac{h'}{l'-s}$$

當計算角 θ 時，忽略 h' 的負號，以得到正的 θ 角。

我們需要求出 h' 與 l'。l' 的計算可以利用：

$$L' = L + F$$

並且：

$$l' = \frac{1}{L'}$$

利用相似三角形：

$$\frac{h'}{h} = \frac{l'}{l}$$

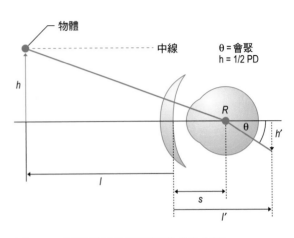

圖 15.3 以眼鏡鏡片矯正遠視者的會聚。

並且：

$$h' = h \times \frac{l'}{l}$$

將下面數值代入方程式：

- $F = +8.00\,\mathrm{D}$
- 瞳孔間距 66 mm，1/2 PD 與 $h = 33$ mm
- $s = 27$ mm
- $l =$ 距離眼鏡平面 1/3 m

$$L = \frac{1}{l} \quad L = \frac{1}{-1/3} = -3.00\,\mathrm{D}$$

$$L' = L + F \quad L' = -3.00 + (+8.00) = +5.00\,\mathrm{D}$$

$$l' = \frac{1}{L'} \quad l' = \frac{1}{+5.00} = +0.20\,\mathrm{m}$$

$$h' = h \times \frac{l'}{l} \quad h' = 0.033 \times \frac{+0.20}{-1/3} = -0.0198\,\mathrm{m}$$

上面方程式的值都是公尺。

$$\tan\theta = \frac{h'}{l' - s} \quad \tan\theta = \frac{|0.0198|}{0.20 - 0.027} = 0.1144$$

為了得出正的角，略去 h' 的負號。

$$\theta = \tan^{-1}(0.1144) = 6.53°$$

因此，看近物所需的轉動或會聚為 6.53°。會聚以稜鏡屈光度表示為：

$$p = 100\tan 6.53 = 11.44\Delta$$

例題 15.3

現在我們來計算屈光正常的人看同樣的近物所需的會聚。示如圖 15.4。

屈光正常的人不需要鏡片，當然也就沒有鏡片所成的像。眼睛可以簡單的轉去直視物體。從圖 15.4 可知，眼睛轉動中心與物之間的距離為：

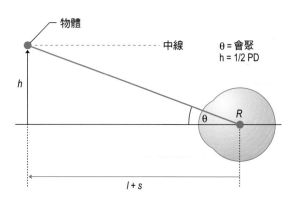

圖 15.4 屈光正常者的會聚。

$$l + s$$

而看近物所需的轉動或會聚為：

$$\tan\theta = \frac{h}{l + s}$$

同樣，h 等於 1/2 PD。

代入下面的數據：

- $l = -1/3\,\mathrm{m}$
- $s = 27$ mm
- $h = 33$ mm

所有的值以公尺表示，同時為了得出正的角，略去 l 的負號：

$$\tan\theta = \frac{h}{l + s} \quad \tan\theta = \frac{0.033}{|1/3| + 0.027} = 0.0916$$

$$\theta = \tan^{-1}(0.0916) = 5.23°$$

因此，看近物所需的轉動或會聚為 5.23°。會聚以稜鏡屈光度表示為：

$$p = 100\tan 5.23 = 9.16\Delta$$

會聚：屈光正常 vs. 矯正的屈光不正

上面三個例題的結果整理在表 15.1。三個情況都是會聚來看相同的近物。

要看一近物，屈光正常的人需要的會聚，比戴眼鏡矯正的近視病人要多。可是，看同樣

155

表 15.1 　例題 15.1 至例題 15.3 結果的整理

	會聚 (°)	會聚 (Δ)
近視者	4.36	7.63
屈光正常者	5.23	9.16
遠視者	6.53	11.44

的近物，屈光正常的人需要的會聚，比戴眼鏡矯正的遠視病人要少。這是不是聽起來很熟悉？調節 (見第 13 章) 也適用完全一樣的關係。當看同樣的近物時，矯正近視的人需要的調節比矯正遠視的人要少，屈光正常的人則介於這兩者之間。這在隱形眼鏡的配戴上面有重要的實質意義 (第 27 章)。

第 15 章結語

這一章包含了：

- 會聚的定義。
- 屈光正常者的會聚需求。
- 近視者的會聚需求。
- 遠視者的會聚需求。

讀者要能夠明瞭與重視這章的例題在驗光上的意義，這點很重要。

進階閱讀

Rabbetts R B B (1998) *Bennett and Rabbetts' Clinical Visual Optics*. Butterworth Heinemann, Oxford.

Tunnacliffe A H (1993) *Introduction to Visual Optics*. Association of the British Dispensing Opticians, London.

自動屈光測量法

簡介

客觀性屈光包括視網膜鏡檢查與使用自動屈光計，後者在驗光實務上使用的數量一直在增多。一般來說，客觀的方法不需給我們最終的處方，它們只需帶我們到達一個點，從那兒再以主觀的方法準確快速的把我們帶到終點。對機敏與能配合的病人，僅僅利用主觀的方法也可以得到準確的結果，只是要花點時間。通常，對一般病人如果還要很費時去屈光，表示所用的方法太差，而不是「專業水準」的問題。只要經過練習，而且知道先前處方的話，客觀性屈光只要幾秒鐘就好，而不是幾分鐘。有些病人因為理解與溝通的限制，沒辦法參與主觀性屈光。對很小的小孩或阿茲海默症的病人，或學習障礙者，或許只能純粹從客觀測定來獲得處方。

利用裝置來測量屈光誤差由來已久。早先的視力計有用主觀的方法(現代隱斜視測驗鏡的前身)或客觀的方法，而那種自動客觀性屈光儀器，即為現在所稱的自動屈光計。自動屈光計用近紅外線光源(波長為800至900 nm)，在眼內的傳播性很好，但由於脈絡膜與鞏膜反射造成的誤差，最終屈光要有-0.50 D的修正。

光源投射一束光，經一分光鏡與Badal透鏡系統，在眼內形成一裂隙像，反射的光經分光鏡到達光偵檢器。過程中，藉由注視用的目標物，或者在某些情況，從開放視野注視遠方的物體，讓病人盡可能放鬆調節(自動

屈光計量測主要的誤差來源)。屈光誤差的計算，是分析病人的眼睛如何影響了近紅外光。這分析可以有一些不同的方法。多數早期儀器採用的是一些類似影像品質的分析，藉由調整Badal透鏡系統的位置，使光偵檢器的訊號最強。近代的自動屈光計，多數利用類似Scheiner盤的原理(見第10章)。早期的Scheiner盤是一個卡片，上面有兩個小孔，放置在一眼前。近視眼看到兩孔的像是對掉過的，或交叉的，而遠視眼看到的是未交叉的。這可在不同的經線方向做，從而得知屈光誤差裡任何散光成分的性質。自動屈光計利用LED(發光二極體)光源模擬這個原理，由光偵檢器偵測光源的像，在光偵檢器上造成單一像所需的LED位置，與病人的屈光誤差有關。另外有些自動屈光計進一步採用了類似視網膜鏡檢查的方法，以分析反射紅外光移動的速度來測量屈光誤差。

許多研究顯示自動屈光計快速、簡單、可重複，而且準確(經過一些評定)。使用睫狀肌麻痺或良好的調節控制後，其結果可以很準確。確實在一些情況，睫狀肌麻痺造成的瞳孔擴張產生了球面像差，讓視網膜鏡檢查成為比較好的方法。它的容易使用讓助手可以來操作，以減少驗光師的負擔。儀器可以與自動隱斜視測驗鏡直接相連，讓例常的屈光更加流暢。記得下面這一點會很受用，即使是最準確的客觀量測結果，也不見得是病人想要的，所以採取主觀方法確保可接受的

屈光結果總是比較合宜，即使有時需要修正而偏離了真正呈現的屈光誤差。

自動屈光主要的誤差來自注視不良(取決於儀器的目標物)、調節變動(年輕人的近端調節總是導致過度負的測量結果)與介質本身的問題(這也同樣減少了視網膜鏡檢查法的效能)。缺乏輕便可攜帶的儀器，在現今已不是問題，因為已有幾款可攜的型式，而且有些已用到孩童篩檢的計畫裡，在那裡主要的用處不是準確的誤差量測，而是大量屈光不正與屈光參差的檢測。一些新的型式結合了主觀評估，驗光師可以從病人的回應中，快速掌握所呈現影像的臨床意義。

本章內容

- 自動屈光的優點
- 自動屈光的缺點
- 普遍自動屈光計的特性
- 自動屈光計的光學原理

自動屈光的優點

自動屈光是除了視網膜鏡檢查法之外，另一個可靠的屈光量測法，而且去除了許多可能的人為誤差。自動屈光計的可靠度有很明顯的增進，已有許多研究探討過其結果的有效性。在 1993 年一個大型比較試驗裡，McCaghrey 和 Matthews 進行了大範圍的儀器比較，試驗它們結果的有效性，發現其可靠度都可以接受。表 16.1 整理了一些儀器的結果。Walline 等人(1999) 注意到這些儀器在散光大小與方向的測定上特別準確。

假如能夠維持穩定的注視，在睫狀肌麻痺後，自動屈光計的結果異常的準確。有一些證據顯示，在這種情況，其準確度超過視網膜鏡檢查法，後者因為判斷擴張瞳孔裡較大反射光的困難度，而受到了影響。在主觀回應不可靠的情況，例如那些嚴重學習障礙或認知障礙者，自動屈光計為視網膜鏡檢查結果提供了有用的確認。當視網膜鏡被病人拒絕，它也是個可行的替代方法，當然這情形很少。它使用起來很簡單，非專業人員也能操作，可以做為有用的篩檢儀器。在私人診所，這樣的前期檢查數據可以幫助驗光師細化結果，讓整個檢查在時間上更有效率。可攜式自動屈光計可以進行大規模屈光誤差篩檢，例如在學校環境裡，檢測有可觀屈光不正或屈光參差的個例，篩檢者可以因此建議這些學生做更全面的眼睛檢查 (圖 16.1)。這種方法的試驗，在檢測弱視上很有希望，能夠在介入治療證明還有益的階段時，及早將它診斷出來。

許多自動屈光計內建可與診間裡自動的屈光計頭 (隱斜視測驗鏡) 直接相連。它們可以先對準一眼，再換另一眼的方式測量瞳孔間距。

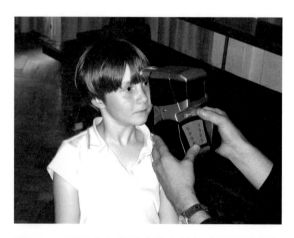

圖 16.1 可攜式自動屈光計在篩檢有顯著屈光誤差的孩童上有一些用處。

表 16.1　選擇一些自動屈光計與主觀屈光相較的有效性

比較	受測對象	結果
Subjective refraction versus Hoya AR550	100 consecutive eyes in practice No cycloplegia No details of sample	Mean spherical difference： –0.0150 Confidence limits：–0.69, 0.66
Subjective refraction versus Humphrey 550	100 consecutive eyes in practice No cycloplegia No details of sample	–0.0530 Confidence limits：–0.88, 0.78
Subjective refraction versus Inami GR12	100 consecutive eyes in practice No cycloplegia No details of sample	–0.2200 D Confidence limits：–1.08, 0.64
Subjective refraction versus Nidek AR1000	100 consecutive eyes in practice No cycloplegia No details of sample	–0.0450 Confidence limits：–0.91, 0.82
Subjective refraction versus Nikon NR5000	100 consecutive eyes in practice No cycloplegia No details of sample	0.0050 D Confidence limits：–0.51, 0.52
Subjective refraction versus Nikon NR5100	100 consecutive eyes in practice No cycloplegia No details of sample	0.0450 D Confidence limits：–0.92, 0.83
Subjective refraction versus Topcon RMA2000	100 consecutive eyes in practice No cycloplegia No details of sample	0.0230 D Confidence limits：–0.82, 0.87
Subjective refraction versus Takagi ARI	90 eyes No cycloplegia	–0.0056 D Confidence limits：–0.64, 0.63

隱斜視測驗鏡的初始設定需要這項資訊。病人愈來愈期望現代的眼睛照護診所，有一定的自動化水準，坊間傳聞與市場研究也都反映了大眾對自動化方法的偏好，勝過明顯看起來就較傳統的方法。一些研究型實驗，例如探討人口結構的近視模型，受惠於自動屈光計絕佳的重複率與易於使用，用一些只有基本訓練的助理人員，就能夠在短時間內，從大量的人口樣品中取得大量的屈光誤差數據。

自動屈光的缺點

假如病人無法完全放鬆調節，自動測試的結果會偏負。雖然這與任何老視前期者都可能有關，但這問題在潛在遠視者，尤其是小孩身上影響特別大，因為他們顯現了可觀的近端調節。由於這個原因，如果要自動屈光計的結果有用處，睫狀肌麻痺對這些年輕族群就有必要。本章後面會討論到，自動屈光的準確度取決於準確的注視，與適當的入射和反射紅外光的解釋。產生誤差的因素也就包括了介質的混濁（玻璃體改變，如星形玻璃體退變，以及白內障與角膜改變）、注視不良（與注意力有關或眼球震顫）、較小的瞳孔、假性晶狀體症，以及在一些情況下的高度屈光不正、弱視或年老黃斑部退化造成的中央視力減少等。

許多視網膜鏡檢查師認為，從反射光的品質，視網膜鏡可以提供有用的臨床資訊。有效的晶狀體從後照光法 (retroillumination) 可以對

晶狀體的完整性做非常有用的評估,而這也時常是為了檢測早期晶狀體改變,如後囊下空泡 (posterior subcapsular vacuole),所做的第一個臨床測試。在一些角膜的情況,最典型的是圓錐形角膜,反射光的扭曲為角膜損傷的嚴重程度提供了另一個指標。對於前者,一些儀器 (例如 RetinoMax,圖 16.2) 確實包含了從後照光評估白內障的特性,而角膜地形圖法的出現,大步超越了後者技術的有效性。然而價格是關鍵,初始的投資通常比投資一個好的視網膜鏡要多五倍多。

普遍自動屈光計的特性

如稍後會講的,自動屈光計的儀器設計者採用幾種不同的方法來量測屈光誤差。但是,它們有一些共同的特性。

近紅外光

要量測眼睛的屈光,必須要能夠解釋從眼軸底區域反射的筆直或擴散的反射光。這個眼底區域類似第二光源,可以不同的方式量測以顯示眼睛的屈光特性。要產生這個第二光源,所有的自動屈光計使用波長介於 780 nm 與

950 nm 之間的近紅外光 (NIR)。採用這種近紅外光有兩個原因:

1. 視網膜裡的色素不太吸收 NIR 光,所以能比較有效的反射,例如視網膜只反射 1% 的可見綠光 (550 nm),但可以反射 9% 的 NIR 光 (880 nm)。而 NIR 光在清澈的介質有很好的穿透率,約 90%。

2. 人眼看不見 NIR 光,所以不會影響病人的舒適度、瞳孔直徑,或調節反應。

由於大部分反射的 NIR 光被擴散的散射開來,未能從瞳孔出來做分析。所有的自動屈光計都用相當強的 NIR 光,如果是可見光的話,這樣的強度在安全使用上就會太強。再者,系統的設計是設法盡量減少反射光返回路徑上的不必要反射面,以及它們的反射係數,以增加系統的準確度。角膜的反射光會減少系統的準確度,所有的系統也都採用一些方法,如孔徑或偏光片,來減少角膜反射光的影響。

零點 vs. 開放迴圈

自動屈光計可以用兩個不同的基本原理,來獲得測試眼的屈光誤差數據。如同視網膜鏡檢查法,許多儀器改變它們的屈光力,直到反射光的路徑到達**零點** (null point)。接近這個零點時,反射光最強 (與這類似的是,接近消解時,從視網膜鏡看到的反射光亮度增強),因此這些儀器有較高的訊噪比。一些儀器直接從反射光的分析得出屈光誤差,而沒有利用任何的聚焦元件。這種所謂**開放迴圈** (open loop) 的方式,一般使用起來要快得多,而且因為要動的元件少,比較堅固耐用。

頂點距離的調整

雖然由自動屈光計測量到的是角膜前表面平面處的屈光,所有的自動屈光計,原廠都有設定可以轉換成比較有用的、在眼鏡平面上的值。

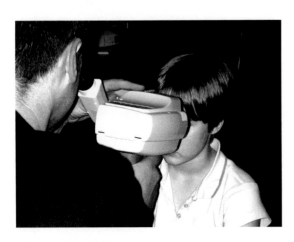

圖 16.2 使用中的 RetinoMax。

調節與注視的控制

前面提過的，對一般病人來說，自動屈光計準確度的最大挑戰，是病人調節的改變與注視不良。有些近代的儀器現在採用了雙眼評估（如 Topcon BV-1000、Shin Nippon NVISION K 5001 與新的 PlusOptix Power Refractor），將調節的反射光減到最小。但多數儀器利用一個單眼的可見光注視用目標物，由球面聚焦系統帶入病人的對焦點，並且呈現在與 NIR 光源相同的一個軸上。當第二光源讓儀器可以定位出眼睛的遠點，就是達到對焦了。高度散光的病人，對這類採用球面聚焦系統的儀器來說，就是誤差的來源。

再者，當從一眼換到另一眼，每個眼的調節狀態時常是不同的。為克服這個近端調節的可能誤差，經常是利用一個照相般的景色目標物，此目標包含了鮮明顯著的低空間頻率特徵，置於有廣範圍空間頻率的景色裡。儘管有這些努力，調節誤差依然是多數近代單眼式自動屈光計，用在年輕、調節力活躍病人上的重要問題。

自動屈光計的光學原理

Scheiner 盤的原理

Scheiner 原理首先由謝納爾（Christopher Scheiner）於 1619 年提出，在楊格 (Thomas Young) 利用來研究屈光誤差起源時才享有名聲。其原理是基於這麼一個事實，即上面有兩個小孔的盤，遠視與近視者看起來是不一樣的。對前者來說，從兩個小孔出來的兩束光在視網膜平面後交叉，所以兩個孔顯得「未交叉」；然而對後者，兩束光在視網膜平面前交叉，所以兩個孔看起來有「交叉」。屈光正常的人則感覺只有一孔，沒有複視的現象（圖16.3）。

這個原理是大部分近代自動屈光計的運作

基礎 (例如 Nidek、Takagi 或 Topcon)。在實際上，由成像在瞳孔平面上的兩個 LED 光源，取代那兩個小孔。圖 16.4 顯示 Nidek 自動屈光計的原理分解圖。

兩個光源的 NIR 光通過一可移動孔徑，聚焦在視網膜上，以產生第二光源。兩個 LED 可旋轉 180 度，因此可以沿任何一個特定的軸量測散光誤差。當聚焦在視網膜上的是單一圓形區域時，再檢測剩下的誤差，看是交叉的或是未交叉的 LED 像。可以從 LED 快速的來回閃爍，測量到「正在交叉」。為了量測的準確性，注視用的目標物必須與 NIR 同軸。為了確保這點，許多近代儀器包含了自動與對準連動的特性，只有當正確對準時，方能自動記錄量測結果。

視網膜鏡的原理

有些自動屈光計，譬如 Nikon NR 系列、RetinoMax 或 Tomey TR 系列，利用與視網膜鏡同樣的原理。它們檢測影像移動的方向，或

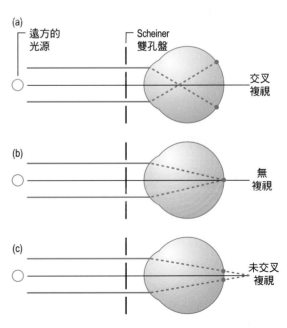

圖 16.3 Scheiner 盤的原理：(a) 近視；(b) 屈光正常；(c) 遠視。

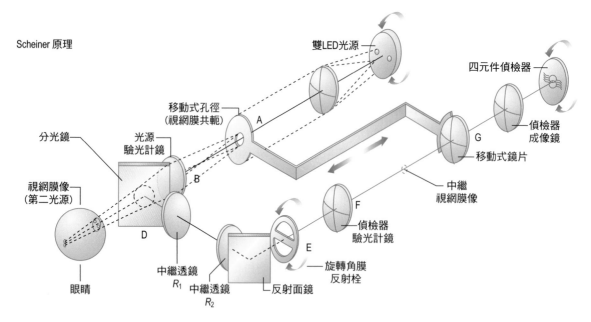

圖 16.4 Scheiner 原理自動屈光計的光學組件。（採自 Benjamin 2007，取得 Elsevier Ltd. 許可）

移動的速度。對於前者，由一旋轉的滾筒產生一矩形的像，偵測像移動的方向並予以「消解」。當不再看到像的移動，就是到達了特定經線方向的遠點。對於後者，檢測第二光源移動的速度，愈接近消解點，其移動的速度愈快。關於如何達到這兩個結束點的詳細研究，可以參閱 Campbell 等人所寫的書《*Borish's Clinical Refraction*》第 18 章 (2006)。

最佳聚焦原理

最初在 1970 年代中期的 Dioptron 儀器使用過，近代的儀器就很少見到這種技術 (Canon R1 是例外)。當像失焦時，其對比度降低。原則上，利用一個透鏡將像移入或移出焦點，當測量到的對比度最大時，就是最佳聚焦產生第二光源的時候。

刀邊原理

Foucault 利用這個原理測定反射鏡或透鏡的

屈光均勻度。當測試一個透鏡的屈光均勻度，把做為光源的刀邊置於透鏡前，置一反射鏡於透鏡後方，以折返從刀邊過來的光。沿透鏡的光軸移動刀邊，使得刀邊與其像互為共軛。根據光線傳播的可逆向性，所有又經光學系統返回的光應回到其光源，因此對一個均勻的透鏡，刀邊後不應有光。自動屈光計可以把眼睛的光學系統當作測試的透鏡，反射光線的眼底當作反射鏡。以這種方式，儀器可以移動一個「刀邊」目標物到某一個位置，使得反射回來的光又全部回到目標物。只有 Carl Zeiss 在其市售的自動屈光計採用這種技術。

光線偏折原理

這個技術在最近的儀器裡用的比較普遍，它的做法類似 Hartmann-Shack 波前感測器技術，這技術現在用在許多像差儀上，但過去是用在天文學上的。基本上，這些儀器使用可聚焦的入射光源，然後反射進入光偵檢器。

這個光偵檢器可以包含很多的線性偵測器 (如 Canon R-30) 以及許多的小透鏡 (lenslet)(如以 Hartmann–Shack 技術為基礎的儀器，包括 Bausch & Lomb Z-Wave system 或 Welch-Allyn Sure-Sight)，可以分析一個陣列的點光源通過瞳孔後的偏折量。在每一個情況，從眼底聚焦的一點反射出來的光偏折程度，代表了屈光誤差的量，而將光束聚成一點的聚焦，則代表總誤差。多數的 Hartmann–Shack 系統是用來量測高階像差，但如同 Sure-Sight(圖 16.5)，它們也可以準確測定球面一圓柱屈光誤差。由於這些系統在屈光手術中心外的商業潛力愈趨活絡，很有可能驗光師將也能夠測量眼睛的高階像差，做為自動屈光過程的一部分。

像大小的分析原理

視網膜像的大小當然是與屈光誤差有關。Topcon 是第一家把這個原理引入自動屈光計的公司 (RM-A7000 與 KR-7000)。一個環狀的第二光源，可以用特殊的眼底照相機，分析其大小與由散光造成的、在經線方向的改變，並由電腦分析 CCD 照相機的偵測晶片上像的變化。

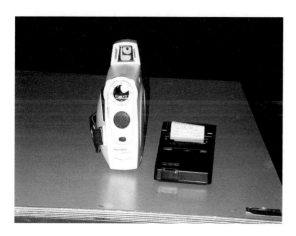

圖 16.5 Welch–Allyn Sure-Sight：以 Hartmann–Shack 技術為基礎儀器的例子。

第 16 章結語

自動屈光計製造商採用了一系列的技術，雖然多數近代儀器倚賴了 Scheiner 盤的原理。有若干人為因素，尤其需要穩定的注視、放鬆的調節與清澈的介質，意味先天上總是會有一些不準確的源頭。因此，自動屈光是伴隨著視網膜鏡檢查，而不是取代它。自動屈光也證明了在篩檢與研究計畫上的用處，而且很可能因為儀器變得更易於攜帶，而擴大發揮它的功效。

參考文獻

Benjamin W J (2007) *Borish's Clinical Refraction*, 2nd edn. Elsevier Science, Oxford.

Campbell C E, Benjamin W J, Howland H C (2006) Objective refraction: retinoscopy, autorefraction and photorefraction. In: Benjamin W J (ed.), *Borish's Clinical Refraction*, 2nd edn. Elsevier Science, Oxford: Chapter 18.

McCaghrey G E, Matthews F E (1993) Clinical evaluation of a range of autorefractors. *Ophthalmic and Physiological Optics* **13**:129–37.

Walline J J, Kinney K A, Zadnik K, Mutti D O (1999) Repeatability and validity of astigmatism measurements. *Journal of Refractive Surgery* **15**:23–31.

進階閱讀

Elliott D B, Wilkes R (1989) A clinical evaluation of the Topcon RM-6000. *Clinical and Experimental Optometry* **72**:150–3.

Wesemann W, Dick B (2000) Accuracy and accommodation of a handheld autorefractor. *Journal of Cataract and Refractive Surgery* **26**:62–70.

Wong S C, Sampath R (2002) Erroneous automated refraction in a case of asteroid hyalosis. *Journal of Cataract and Refractive Surgery* **28**:1707–8.

國家圖書館出版品預行編目資料

視覺光學實務與屈光原理 (上)- 眼屈光學與眼鏡光學篇
/ Andrew Keirl 及 Caroline Christie 著，路建華 編譯，
-- 初版 . -- 臺北市：台灣愛思唯爾，2017. 04
　面；　公分
不含索引
譯自：Clinical Optics and Refraction: A Guide for
　　　Optometrists, Contact Lens Opticians and
　　　Dispensing Opticians
ISBN　978-986-93670-7-3 (上冊：平裝)
1. 驗光　2. 視力
416.767　　　　　　　　　　　　　　　106002059

視覺光學實務與屈光原理（上）- 眼屈光學與眼鏡光學篇

作　　者：Andrew Keirl, Caroline Christie
編　　譯：路建華
責任編輯：鄭碧華
特約編輯：林柏安
排　　版：凸版全美排版有限公司
封　　面：鄭碧華
總 經 銷：台灣愛思唯爾有限公司
出版日期：2017 / 04　初版一刷

發 行 人：Kok Keng Lim
發 行 所：台灣愛思唯爾有限公司
地　　址：台北市中山北路二段 96 號嘉新大樓
　　　　　第二大樓 8 樓 N-818 室
電　　話：(02) 2522-5900 (代表號)
傳　　真：(02) 2522-1885
網　　址：www.store.elsevierhealth.com/taiwan
帳　　號：5046847018
戶　　名：台灣愛思唯爾有限公司
受款銀行：花旗 (台灣) 商業銀行
銀行代號：021
分行代號：0018 (營業部)

聲明。本領域之知識與最佳實務日新月異，當新近研究與經驗拓展我們眼界的同時，勢必會改變研究方式、專業實務或醫療方式。

　　醫師與學者在評估及運用任何文中所述之資訊、方法、複方或實驗時，務必依據自身經驗與知識；運用此類資訊或方法時，應注意自身與他人，包括對當事人具有專業責任者之安全。

　　關於書中述及之藥物或醫藥產品，建議讀者向 (i) 程序發明者或 (ii) 所用產品製造商查明最新資訊，以便釐清建議劑量或處方、服用方式與服用時間，以及禁忌事項。醫師應依據自身經驗以及對病患的瞭解，為個別患者進行診斷、確定劑量與最佳治療方式，並採取所有適當的安全預防措施。

　　在法律許可範圍內，本出版社以及作者、共同作者、或編輯皆毋須承擔產品責任、疏忽或者其餘因使用或操作文中述及之任何方法、產品、教學或意見所導致的個人傷勢和／或財物損傷之責任。